FISICA QUANTISTICA PER PRINCIPIANTI

La Tua Guida Definitiva. Impara le Basi della Meccanica Quantistica, Applica la Legge dell'Attrazione per Creare un Futuro Straordinario, Migliorare la Tua Esistenza

di Matteo Ventura

Sommario

INTRODUZIONE...5

CAPITOLO 1: Storia e Sviluppo della Fisica Quantistica 11

CAPITOLO 2: Principi Base e Concetti Fondamentali.........................27

CAPITOLO 3: Esperimenti Chiave e Scoperte 45

CAPITOLO 4: Interpretazioni della Meccanica Quantistica e loro Implicazioni 61

CAPITOLO 5: Fondamenti della Legge dell'Attrazione.......................79

CAPITOLO 6: Intersezioni tra Fisica Quantistica e Legge dell'Attrazione97

CAPITOLO 7: Studi e Ricerche sull'Impatto della Coscienza e dell'Intenzione 115

CAPITOLO 8: Esercizi Pratici per Applicare la Legge dell'Attrazione nella Vita Quotidiana..131

CAPITOLO 9: Trasformare la Teoria in Pratica - Esempi concreti 151

CAPITOLO 10: Impatti della Fisica Quantistica nel Benessere Personale e Professionale 169

CAPITOLO 11: Strategie per Integrare la Meccanica Quantistica nel Tuo Stile di Vita 187

CAPITOLO 12: Costruire un Futuro Migliore Utilizzando i Principi Quantistici 205

CONCLUSIONI   &
RINGRAZIAMENTI 222

INTRODUZIONE

Immagina di camminare lungo una spiaggia, osservando le onde che si infrangono sulla riva. Ogni onda è unica, così come ogni granello di sabbia sotto i tuoi piedi. Questa semplice osservazione quotidiana cela in sé i misteri della fisica quantistica - un mondo dove le regole della fisica che conosciamo sono completamente trasformate. Qui, nella danza delle particelle subatomiche, troverai sorprendenti analogie con la Legge dell'Attrazione, un concetto che promette di manifestare i tuoi desideri con il potere del pensiero. Questo libro è un viaggio attraverso queste affascinanti realtà, con lo scopo di esplorarle e comprenderle.

Il nostro obiettivo è duplice: primo, rendere la fisica quantistica accessibile a tutti, indipendentemente dalla formazione scientifica; secondo, mostrare come la Legge dell'Attrazione, spesso vista come un mero strumento di auto-aiuto, possa trovare una nuova luce sotto il prisma della meccanica quantistica. Ti guideremo attraverso i concetti fondamentali e le scoperte rivoluzionarie per mostrarti come questi influenzino la nostra percezione e azioni nel mondo moderno.

Il libro è strutturato in tre macro-aree: i fondamenti della fisica quantistica, la Legge dell'Attrazione in un contesto quantistico e, infine, pratiche applicazioni quotidiane di questi principi. Ti aspetta un percorso che va dalla teoria alla pratica, dalla storia agli esperimenti chiave, fino agli esercizi pratici per la vita di tutti i giorni.

Perché un non-scienziato dovrebbe interessarsi alla fisica quantistica? Perché questa scienza non riguarda solo l'infinitamente piccolo, ma apre le porte a una nuova comprensione dell'universo e di noi stessi. Ti mostreremo come un'elementare comprensione della fisica quantistica possa ampliare il tuo modo di pensare e interagire con il mondo.

La Legge dell'Attrazione non è solo un concetto spirituale o metaforico; può essere esplorata e approfondita attraverso i principi della fisica quantistica. In queste pagine, scoprirai il sorprendente legame tra questi due mondi e come possono interagire e influenzarsi a vicenda.

Questo libro è per chiunque sia curioso di scoprire i misteri della fisica quantistica e interessato a esplorare come questi possono arricchire la propria vita personale e professionale. Non sono richieste conoscenze pregresse di fisica; tutto ciò che serve è una mente aperta e la volontà di esplorare.

Durante la lettura potrai notare che alcuni concetti emergono più volte. Questo non è un caso, ma una scelta intenzionale, un elemento fondamentale del percorso educativo che stiamo intraprendendo insieme. Ripetere determinate idee e principi è una strategia didattica efficace, che serve a consolidarli nella tua mente, permettendoti di assorbirli a livelli sempre più profondi. Questa ripetizione intenzionale ti aiuterà a comprendere gradualmente concetti che possono sembrare complessi all'inizio. Ti darà il tempo di abituare il tuo cervello a nuove prospettive e modi di pensare. Ogni volta che un concetto ricorre, avrai l'opportunità di approfondirlo, collegandolo a nuove idee ed esperienze acquisite nel corso della lettura. Questo approccio stratificato all'apprendimento è cruciale per favorire un cambiamento interiore profondo e significativo.

Ti incoraggio, dunque, a leggere con una mente aperta e un cuore pronto all'azione. Preparati a immergerti in un mondo di esplorazione, a imparare e, soprattutto, a mettere in pratica ciò che scoprirai. Il viaggio verso la realizzazione dei tuoi sogni e una maggiore comprensione dell'universo inizia proprio da qui, dalla prima pagina di questo libro.

Al termine di questo percorso, non solo avrai acquisito una nuova prospettiva sulla fisica quantistica e la Legge dell'Attrazione, ma sarai anche equipaggiato con gli strumenti per creare un futuro straordinario e migliorare la tua esistenza.

Sei pronto a intraprendere questo emozionante cammino?

Iniziamo questo percorso insieme.

Benvenuto in "Fisica Quantistica per Principianti"!

PARTE PRIMA

Fondamenti della Fisica Quantistica

CAPITOLO 1: Storia e Sviluppo della Fisica Quantistica

Le origini della fisica quantistica sono intrise di una straordinaria rivoluzione del pensiero, che inizia nei primi anni del XX secolo. Questo periodo segna un'epoca di grandi cambiamenti, non solo nel campo della fisica, ma anche nella comprensione stessa della realtà. In un'epoca caratterizzata da profondi sconvolgimenti sociali e culturali, la scienza non è rimasta immune dalle ondate di cambiamento.

Il viaggio inizia con Max Planck, un fisico tedesco la cui ricerca si concentrava sulla radiazione del corpo nero, un problema che all'epoca sfidava le teorie esistenti della fisica. Nel 1900, Planck propose un'idea rivoluzionaria: l'energia non viene emessa in un flusso continuo, ma in piccoli pacchetti, o "quanti". Con questa ipotesi, Planck non solo risolse il dilemma della radiazione del corpo nero, ma gettò anche le basi della fisica quantistica. Il suo lavoro fu inizialmente accolto con scetticismo, poiché sfidava la visione classica della fisica e del mondo naturale.

Poco dopo, Albert Einstein, un giovane fisico all'epoca, estese il concetto di quantizzazione alla luce. Nel suo famoso articolo del 1905 sull'effetto fotoelettrico, Einstein propose che la luce fosse composta da particelle, o "fotoni", che portavano quanti di energia. Questa teoria, che gli valse il premio Nobel per la Fisica nel 1921, era rivoluzionaria. Essa non solo forniva un solido sostegno alla teoria dei quanti di Planck, ma metteva anche in discussione la teoria ondulatoria della luce, dominante fino ad allora. Questo lavoro di Einstein gettò le basi per una nuova comprensione della luce e della materia, portando alla nascita della meccanica quantistica.

Questi sviluppi avvenivano in un contesto storico e filosofico unico. L'inizio del XX secolo era un periodo di grande fermento intellettuale. Filosofi come Friedrich Nietzsche e Sigmund Freud stavano sfidando le idee esistenti sulla natura umana e la realtà, mentre artisti e scrittori esploravano nuove forme di espressione. In questo clima di cambiamento e incertezza, la fisica quantistica si affermava come una sfida radicale alle convenzioni accettate.

Il lavoro di Planck ed Einstein aprì la strada ad altri fisici, che avrebbero ulteriormente sviluppato la teoria quantistica. Ogni scoperta in questo campo non era soltanto un progresso scientifico, ma rappresentava anche un passo avanti nella nostra comprensione del tessuto stesso della realtà. Il concetto di quantizzazione dell'energia e la dualità onda-particella della luce furono solo l'inizio di una serie di scoperte che avrebbero trasformato radicalmente la fisica.

Mentre la fisica quantistica si sviluppava, il mondo stava vivendo una trasformazione epocale. La Prima Guerra Mondiale aveva scosso le fondamenta dell'ordine mondiale, portando nuove idee politiche e sociali. In questo contesto di rapido cambiamento, la fisica quantistica non era semplicemente una disciplina accademica; era un simbolo delle nuove frontiere del pensiero umano.

In questo scenario di sfida e innovazione, i successivi contributi di Niels Bohr, che elaborerà un modello atomico quantistico, rappresentano un ulteriore passo verso una comprensione più profonda della realtà a livello subatomico. Come vedremo, Bohr e altri fisici coevi costruiranno sulle fondamenta gettate da Planck ed Einstein, portando la fisica quantistica in una nuova era di scoperte e dibattiti.

Questo passaggio storico dalla fisica classica alla fisica quantistica non è solo una narrazione di progresso scientifico; è anche una storia di come l'umanità ha cominciato a vedere il mondo in modo radicalmente diverso. Attraverso la lente della fisica quantistica, il tessuto della realtà si è rivelato molto più strano e meraviglioso di quanto si potesse immaginare.

Dopo gli sconvolgimenti iniziali portati da Max Planck e Albert Einstein, il palcoscenico della fisica quantistica vide l'ascesa di un altro gigante: Niels Bohr. La sua entrata in scena non fu solo un progresso nella fisica, ma anche una profonda rivoluzione nel pensiero scientifico, influenzata da correnti filosofiche e culturali dell'epoca.

Nel 1913 Bohr introdusse il suo modello atomico, che rappresentava un passo cruciale nello sviluppo della teoria quantistica. La sua proposta di orbite quantizzate per gli elettroni nell'atomo, dove potevano esistere solo a certi livelli energetici, era una svolta. Questa teoria non solo risolveva molti problemi inspiegabili dalla fisica classica, ma sfidava anche la comprensione esistente della natura.

Le idee di Bohr erano profondamente radicate nel contesto filosofico del suo tempo. Era un periodo in cui la filosofia europea stava esplorando concetti come la relatività della percezione e la natura della realtà. Filosofi come Søren Kierkegaard e Friedrich Nietzsche avevano sfidato le nozioni tradizionali di verità oggettiva, suggerendo che la realtà è soggettiva e interpretabile. Queste correnti di pensiero influenzarono Bohr, che iniziò a vedere la fisica non come una ricerca di leggi immutabili, ma come un processo per comprendere una realtà che è in parte costruita dalle nostre osservazioni.

Bohr era anche influenzato dal pragmatismo, una filosofia che enfatizza l'utilità pratica e l'efficacia delle idee. Questa prospettiva si riflette nel suo approccio alla fisica, dove promuoveva teorie non per la loro verità assoluta, ma per la loro capacità di spiegare i fenomeni osservati. Questo approccio pragmatico fu fondamentale nello sviluppo della sua interpretazione di Copenaghen della meccanica quantistica, che vedeva i fenomeni quantistici in termini di probabilità anziché certezze deterministiche.

Il modello atomico di Bohr aprì la strada a nuove domande e ricerche. Mentre risolveva alcuni misteri, ne presentava di nuovi, specialmente riguardo alla natura della luce e della materia. Queste questioni furono cruciali per il successivo sviluppo della meccanica quantistica, in particolare per l'introduzione della meccanica ondulatoria.

La transizione verso la meccanica ondulatoria, guidata da Louis de Broglie e Erwin Schrödinger, che verrà esplorata nel prossimo punto, fu in parte ispirata dalle idee di Bohr. De Broglie, in particolare, estese la nozione di dualità onda-particella, inizialmente applicata alla luce da Einstein, agli elettroni, suggerendo che tutte le particelle hanno proprietà sia ondulatorie che corpuscolari. Questo concetto sarebbe diventato un pilastro della meccanica quantistica, sfidando ulteriormente le concezioni esistenti della realtà fisica.

In quest'epoca di grande fermento intellettuale, Bohr non solo contribuì alla fisica con il suo modello atomico, ma anche plasmò il pensiero scientifico con la sua visione filosofica. Le sue idee sul ruolo dell'osservatore e la natura probabilistica dei fenomeni quantistici furono rivoluzionarie. Non si trattava solo di cambiare la fisica, ma di cambiare il modo in cui pensiamo alla realtà stessa.

La storia di Niels Bohr e del suo contributo alla fisica quantistica è quindi una storia di come la scienza e la filosofia possono intrecciarsi. Le sue idee non solo hanno portato a nuove scoperte e teorie, ma hanno anche aperto la strada a una nuova comprensione del mondo che ci circonda, un mondo che è al contempo più misterioso e affascinante di quanto si pensasse prima.

Con l'avanzare della fisica quantistica, l'introduzione della meccanica ondulatoria da parte di Louis de Broglie e Erwin Schrödinger ha rappresentato un ulteriore sconvolgimento nelle fondamenta del pensiero scientifico. Le loro teorie hanno sfidato non solo le concezioni esistenti di spazio e tempo, ma anche le fondamentali percezioni della realtà, inserendosi in un contesto filosofico più ampio riguardante la natura della conoscenza e della realtà.

De Broglie inizialmente propose un'idea rivoluzionaria: se la luce, tradizionalmente considerata un'onda, poteva comportarsi anche come una particella (come mostrato nel lavoro di Einstein sull'effetto fotoelettrico), allora forse le particelle, classicamente intese come tali, potrebbero esibire proprietà ondulatorie. Questa ipotesi di dualità onda-particella portò a un cambiamento radicale nel modo in cui gli scienziati vedevano la materia. Se le particelle potevano comportarsi come onde, allora i concetti classici di posizione e movimento non potevano più essere applicati in modo semplice e diretto alle particelle su scala quantistica.

Erwin Schrödinger, ispirato dalle idee di de Broglie, sviluppò l'equazione che porta il suo nome, un pilastro della meccanica quantistica. L'equazione di Schrödinger descriveva come la funzione d'onda di una particella evolve nel tempo, offrendo una comprensione completamente nuova dei sistemi quantistici. Al contrario delle descrizioni classiche, che usavano traiettorie precise e prevedibili, la meccanica ondulatoria trattava gli elettroni in termini di probabilità e distribuzioni di probabilità. Questa rappresentazione sfidava la percezione intuitiva del mondo, suggerendo che a livello quantistico, la realtà non è definita finché non viene osservata.

Questi sviluppi si inserirono in un contesto filosofico in cui la percezione e la conoscenza della realtà erano questioni centrali. Il XX secolo vide un'effervescenza di dibattiti filosofici riguardo alla natura della conoscenza, con figure come Bertrand Russell e Ludwig Wittgenstein che esploravano i limiti del linguaggio e della logica nella descrizione del mondo. In questo contesto, la meccanica ondulatoria rappresentava un ulteriore rompicapo: se la realtà a livello quantistico era intrinsecamente probabilistica e influenzata dall'osservazione, allora come poteva essere descritta o compresa in termini assoluti?

Queste domande non erano solo teoriche. Avevano implicazioni pratiche per la fisica, la filosofia e persino per la vita quotidiana. La meccanica ondulatoria di Schrödinger e la dualità onda-particella di de Broglie mostravano che la realtà a livello più fondamentale era molto più sfuggente e meno deterministica di quanto si pensasse precedentemente. Questa comprensione ha aperto la strada a nuove indagini sulla natura della realtà e sulla nostra capacità di comprenderla e descriverla.

La transizione verso una visione della fisica che includeva l'indeterminazione e la probabilità preparò il terreno per ulteriori sviluppi nella teoria quantistica. Il passo successivo in questa evoluzione fu rappresentato dalle idee di Werner Heisenberg, il cui principio di indeterminazione avrebbe ulteriormente sottolineato il ruolo dell'osservatore e l'impossibilità di conoscere contemporaneamente con precisione posizione e quantità di moto di una particella. Questa nuova fase della fisica quantistica, che verrà esplorata nel prossimo punto, sottolineò ulteriormente la complessità e l'intrinseca indeterminazione del mondo quantistico.

L'introduzione della meccanica ondulatoria da parte di de Broglie e Schrödinger non fu solo un salto scientifico; fu anche un salto filosofico, che mise in discussione le nostre idee più profonde su spazio, tempo e realtà. Questo passaggio ha segnato un punto cruciale nella storia della fisica quantistica, non solo estendendo la nostra comprensione dell'universo, ma anche sfidando il modo in cui percepiamo e comprendiamo la realtà stessa.

Nel viaggio attraverso la storia della fisica quantistica, ci imbattiamo in una delle sue figure più influenti: Werner Heisenberg. Con il suo principio di indeterminazione, introdotto nel 1927, Heisenberg non solo rivoluzionò il campo della fisica, ma influenzò anche profondamente il pensiero filosofico, segnando un distacco definitivo dal determinismo classico.

Heisenberg attraverso il suo principio, mostrò che è impossibile determinare simultaneamente e con precisione sia la posizione che la velocità di una particella. Questo contrastava nettamente con il mondo meccanicistico e prevedibile descritto dalla fisica classica, dove si riteneva possibile conoscere esattamente lo stato di un sistema in qualsiasi momento. L'indeterminazione di Heisenberg suggerì che a livello quantistico, la realtà è intrinsecamente nebulosa e indefinibile, limitando così la nostra capacità di conoscenza.

Il principio di Heisenberg ebbe un impatto significativo non solo nella fisica, ma anche nel pensiero filosofico, specialmente nei confronti del determinismo. Il determinismo classico, radicato nelle idee di Newton e

Laplace sosteneva che data una conoscenza completa delle leggi della natura e delle condizioni iniziali di un sistema, si potrebbe prevedere con precisione il suo futuro. Heisenberg con il suo principio sfidò questa visione, suggerendo che ci sono limiti fondamentali a ciò che possiamo conoscere sul mondo.

Questa indeterminazione quantistica si inserì in un periodo storico e culturale già ricco di interrogativi sulla natura della realtà e della conoscenza. Filosofi come Martin Heidegger e Jean-Paul Sartre stavano esplorando concetti di esistenza, scelta e soggettività, che si allineavano in modo sorprendente con le nuove scoperte nella fisica quantistica. Heisenberg stesso era influenzato dal dibattito filosofico del suo tempo e contribuì a esso, proponendo un quadro in cui la realtà non è solo osservata, ma è in parte costruita dall'osservazione.

L'indeterminazione di Heisenberg ebbe anche implicazioni per la percezione della causalità. Nella fisica classica, gli eventi erano legati da relazioni causali chiare e lineari. Nel mondo quantistico, invece, la causalità era più una questione di correlazioni probabilistiche che di determinismo rigido. Questa visione aprì nuovi orizzonti nel pensiero scientifico e filosofico, portando a una maggiore accettazione dell'incertezza e del ruolo dell'osservatore nella formazione della realtà.

Mentre il principio di Heisenberg poneva nuovi limiti alla conoscenza, apriva anche la strada a nuovi modi di pensare alla realtà. Questo si rivelò essenziale per il passaggio successivo nel viaggio della fisica quantistica: la teoria dell'elettrodinamica quantistica di Paul Dirac, che rappresenta l'argomento del prossimo punto. Dirac, costruendo sui fondamenti posti da Heisenberg e altri, cercò di unire la meccanica quantistica con la teoria della relatività di Einstein, un'impresa che avrebbe ulteriormente ampliato la nostra comprensione dell'universo.

Il principio di indeterminazione di Heisenberg non fu solo una pietra miliare nella fisica quantistica; rappresentò anche un momento critico nella storia del pensiero umano. Con questa nuova comprensione, la fisica si allontanò definitivamente dal determinismo classico, abbracciando un universo più incerto, ma anche più affascinante e ricco di possibilità, dove le nostre percezioni e osservazioni giocano un ruolo cruciale nella formazione della realtà che ci circonda.

La teoria dell'elettrodinamica quantistica (QED) di Paul Dirac rappresenta un punto di svolta fondamentale nella fisica quantistica, caratterizzato dall'audace tentativo di unire la meccanica quantistica con la teoria della relatività di Albert Einstein. Questa fusione non solo ampliò il campo della fisica, ma generò anche profonde discussioni filosofiche riguardanti la realtà oggettiva e il ruolo dell'osservatore nell'universo.

Dirac, con la sua teoria, cercò di descrivere il comportamento degli elettroni e dei fotoni nel contesto della teoria quantistica e della relatività. Il suo lavoro condusse allo sviluppo di un quadro in cui le particelle possono essere create e distrutte, e dove le interazioni tra luce e materia sono descritte in termini probabilistici. La QED non solo fornì previsioni incredibilmente accurate per fenomeni come il magnetismo elettronico, ma pose anche le basi per la comprensione di processi fondamentali nell'universo.

Dal punto di vista filosofico, l'elettrodinamica quantistica sollevò questioni stimolanti. Una delle più significative riguardava la natura della realtà oggettiva. Nella visione classica, la realtà era vista come qualcosa di fisso e indipendente dall'osservatore. Tuttavia, con la QED e la fisica quantistica in generale, questa percezione cambiò. Gli esperimenti suggerivano che la realtà a livello quantistico è in qualche modo influenzata o addirittura co-creata dall'osservazione. Questa idea ha avuto un impatto enorme sulle discussioni filosofiche, stimolando dibattiti sulla natura della realtà, sull'esistenza di una realtà oggettiva e sul ruolo dell'osservatore nel determinare ciò che è reale.

Un'altra importante questione filosofica sollevata dalla QED riguarda la causalità. Nella fisica classica, gli eventi seguono una catena causale chiara e deterministica. Tuttavia, la QED, come altre teorie quantistiche, propone un modello in cui gli eventi sono intrinsecamente probabilistici. Questo pone sfide alle concezioni tradizionali di causa ed effetto e apre nuove strade per comprendere come le particelle e le forze interagiscono nell'universo.

La QED di Dirac ha anche offerto nuove prospettive sul concetto di vuoto. Nel vuoto quantistico, particelle e antiparticelle possono apparire e scomparire continuamente, un fenomeno che sfida la nostra comprensione classica di "vuoto" come assenza di materia. Queste fluttuazioni del vuoto quantistico suggeriscono un universo dinamico e in continuo cambiamento, anche nei suoi aspetti più fondamentali.

Queste considerazioni filosofiche sono essenziali per comprendere la transizione verso i principi base e i concetti fondamentali della fisica quantistica, che saranno esplorati nel prossimo capitolo. Questi includono la dualità onda-particella, che esemplifica l'ambiguità fondamentale della realtà quantistica, e il principio di sovrapposizione, che sfida ulteriormente le nostre concezioni tradizionali di realtà e identità. Inoltre, concetti come l'entanglement quantistico e la decoerenza quantistica continuano a esplorare e approfondire le implicazioni filosofiche sollevate dalla QED e dalla fisica quantistica nel suo complesso.

La teoria dell'elettrodinamica quantistica di Paul Dirac non solo ha rappresentato un enorme progresso nella fisica, ma ha anche aperto la porta a nuove e profonde indagini filosofiche. Queste discussioni sulla realtà, l'osservazione, la causalità e il vuoto quantistico non solo arricchiscono il nostro dialogo scientifico, ma sfidano anche il modo in cui percepiamo e interagiamo con il mondo intorno a noi.

CAPITOLO 2: Principi Base e Concetti Fondamentali

Alla conclusione del nostro viaggio attraverso il primo capitolo, abbiamo esplorato le fondamenta storiche e filosofiche della fisica quantistica, un campo che ha radicalmente cambiato il nostro modo di comprendere l'universo. Abbiamo iniziato con Max Planck e Albert Einstein, esaminando come le loro scoperte abbiano sfidato le concezioni classiche della fisica, introducendo l'idea che la luce e l'energia esistano in quanti discreti. La nostra esplorazione si è poi spostata su Niels Bohr e il suo modello atomico quantistico, che ha aperto nuove prospettive sulla struttura della materia.

Abbiamo inoltre discusso l'importante contributo di Louis de Broglie e Erwin Schrödinger nella meccanica ondulatoria, esaminando come le loro teorie abbiano rivoluzionato il nostro modo di percepire spazio, tempo e realtà. Successivamente, il principio di indeterminazione di Werner Heisenberg ha introdotto l'idea che non possiamo conoscere simultaneamente con precisione posizione e momento di una particella, segnando così la fine dell'era della fisica deterministica. Infine, abbiamo esplorato la teoria dell'elettrodinamica quantistica di Paul Dirac, che ha unito la meccanica quantistica con la teoria della relatività, ponendo nuove domande filosofiche sulla realtà oggettiva e sul ruolo dell'osservatore.

Questo viaggio storico e concettuale ci ha portato a comprendere come la fisica quantistica non sia solo una serie di formule matematiche, ma un profondo cambiamento nel nostro modo di pensare la realtà. Ora ci addentreremo nei principi base e nei concetti fondamentali della fisica quantistica, esplorando la dualità onda-particella, il principio di sovrapposizione, l'entanglement quantistico, e altre affascinanti peculiarità di questo intrigante campo della scienza. Questi concetti sono non solo il cuore della fisica quantistica, ma aprono anche la porta a nuove e rivoluzionarie applicazioni in vari campi, dalla tecnologia all'interpretazione della realtà che ci circonda.

Iniziamo con l'introdurre la dualità onda-particella. Questo è uno dei concetti più rivoluzionari e intriganti della fisica quantistica. Rappresenta il cuore della natura dualistica della luce e della materia, mostrando come le particelle possono esporre sia caratteristiche ondulatorie sia particellari. Questo principio non solo ha sfidato le nostre concezioni tradizionali di luce e materia, ma ha anche aperto la strada a un nuovo modo di interpretare l'universo a livello microscopico.

L'idea della dualità onda-particella ha preso piede agli inizi del XX secolo, quando esperimenti come quello della doppia fenditura hanno dimostrato che la luce, precedentemente pensata come puramente ondulatoria, poteva comportarsi anche come un flusso di particelle, i fotoni. Allo stesso tempo, elettroni e altre particelle precedentemente considerate esclusivamente come corpuscoli sono stati osservati mostrare comportamenti ondulatori. Questo paradigma sfidò la fisica classica, la quale vedeva luce e materia come entità distinte e non intercambiabili.

La teoria della dualità onda-particella suggerisce che le particelle, come gli elettroni, possono essere osservate sia come particelle discrete sia come onde. Questo significa che, in determinate circostanze, un elettrone può passare attraverso due fenditure contemporaneamente, come un'onda, e poi interagire con se stesso, producendo un modello di interferenza che sarebbe incomprensibile se fosse considerato soltanto come una particella.

Questa dualità onda-particella porta con sé importanti implicazioni per la comprensione della realtà. Innanzitutto, sottolinea l'idea che la realtà a livello quantistico non è fissa o definita in modo chiaro, ma piuttosto dipende dal contesto e dall'osservazione. Questo ci porta a riconsiderare la natura della materia e dell'energia e il modo in cui interagiscono.

La dualità onda-particella è anche un concetto fondamentale per comprendere il successivo principio di sovrapposizione, che verrà approfondito nel prossimo punto. Il principio di sovrapposizione, infatti, si basa sull'idea che una particella quantistica può esistere in più stati contemporaneamente, proprio come un'onda può avere più creste e valli contemporaneamente. Senza la comprensione della natura dualistica della materia e dell'energia, il principio di sovrapposizione rimarrebbe un concetto astratto e inaccessibile.

Inoltre la dualità onda-particella ha importanti implicazioni pratiche. Per esempio, ha influenzato lo sviluppo di tecnologie come la microscopia elettronica e la spettroscopia, che sfruttano le proprietà ondulatorie delle particelle per esplorare il mondo a livello atomico e molecolare. Questi strumenti hanno permesso agli scienziati di osservare strutture e processi che precedentemente erano invisibili.

Questa dualità non solo ha modificato il nostro modo di vedere la fisica, ma ha anche offerto una nuova lente attraverso la quale esaminare e comprendere l'universo. Questo principio è un esempio dell'ineffabile bellezza e complessità della fisica quantistica, un campo che continua a sfidare le nostre percezioni ea espandere i confini della nostra conoscenza. La transizione dal concetto di dualità onda-particella al principio di sovrapposizione rappresenta un passaggio cruciale nella nostra esplorazione della fisica quantistica, aprendo la strada a una comprensione più profonda e completa della realtà a livello microscopico.

Il principio di sovrapposizione in fisica quantistica è un concetto tanto affascinante quanto complesso, che si pone al centro della nostra comprensione dell'universo a livello microscopico. Esso sostiene che una particella quantistica può esistere simultaneamente in più stati finché non viene misurata o osservata. Questo principio non solo sfida il nostro senso comune, ma apre anche una finestra su un mondo dove le leggi della fisica classica sembrano essere sospese.

Per comprendere il principio di sovrapposizione, immaginiamo una particella come un elettrone. Nella fisica classica, un elettrone si troverebbe in un luogo definito nello spazio. Tuttavia, in meccanica quantistica, finché non viene osservato, l'elettrone esiste in una sorta di "nebbia" di probabilità, occupando potenzialmente molteplici posizioni contemporaneamente. Questa realtà probabilistica si cristallizza in una specifica realtà solo quando l'elettrone viene misurato.

Questo concetto è stato esemplificato dal famoso paradosso del gatto di Schrödinger, in cui un gatto in una scatola chiusa è contemporaneamente vivo e morto fino a quando la scatola non viene aperta. Sebbene questo esperimento mentale sia stato originariamente concepito per criticare l'interpretazione della meccanica quantistica, è diventato un'icona per illustrare la bizzarria del principio di sovrapposizione.

Il principio di sovrapposizione ha implicazioni profonde per la nostra comprensione della realtà. In primo luogo, suggerisce che la realtà a livello quantistico è intrinsecamente incerta e governata da leggi probabilistiche piuttosto che deterministiche. Questo sottolinea un cambiamento fondamentale nella nostra percezione del mondo: al livello più fondamentale, l'universo non è una macchina prevedibile che segue regole fisse, ma piuttosto un oceano di possibilità che si manifestano solo attraverso l'osservazione.

Questo principio ha anche impatti pratici significativi. Per esempio, è la base su cui si fondano tecnologie rivoluzionarie come i computer quantistici. Questi dispositivi, sfruttando il principio di sovrapposizione, possono eseguire calcoli a velocità enormemente maggiori rispetto ai computer classici, processando una vasta gamma di possibilità simultaneamente.

Passando al prossimo concetto fondamentale, l'entanglement quantistico, vediamo come il principio di sovrapposizione getti le basi per ulteriori misteri e meraviglie della fisica quantistica. L'entanglement, o intreccio quantistico, descrive una situazione in cui due o più particelle diventano correlate in modo tale che lo stato di una influenzi immediatamente lo stato dell'altra, indipendentemente dalla distanza che le separa. Questa correlazione istantanea, che Einstein una volta definì "spooky action at a distance" (azione spettrale a distanza), non può essere spiegata senza ricorrere al concetto di sovrapposizione, che permette a particelle distanti di coesistere in stati indefiniti fino alla misurazione.

Il principio di sovrapposizione non è solo una pietra miliare della fisica quantistica, ma rappresenta anche un invito a ripensare il nostro modo di vedere il mondo. Ci sfida a considerare la realtà non come qualcosa di fisso e definito, ma come un mare di potenzialità che prende forma attraverso il nostro atto di osservazione. Questa transizione dal determinismo classico all'incertezza quantistica apre nuove porte per l'esplorazione scientifica e filosofica, conducente direttamente al prossimo argomento affascinante: l'entanglement quantistico.

Nel tessuto intricato della fisica quantistica, uno dei fenomeni più affascinanti e misteriosi è l'entanglement quantistico. Questo concetto, che sembra sfidare l'intuizione e le leggi della fisica classica, ci conduce in un regno dove la distanza e la separazione perdono il loro significato convenzionale. L'entanglement quantistico descrive una situazione in cui due o più particelle diventano così intimamente connesse che lo stato di una particella non può essere descritto indipendentemente dalle altre, indipendentemente dalla distanza che le separa.

Questa connessione istantanea tra particelle a distanza sembra sfidare la stessa nozione di spazio e tempo. Fu Albert Einstein, insieme ai fisici Boris Podolsky e Nathan Rosen, a mettere in discussione per la prima volta la natura di questo fenomeno nel celebre esperimento EPR (Einstein-Podolsky-Rosen). Einstein descrisse l'entanglement come "azione spettrale a distanza", trovandolo incompatibile con le sue teorie di relatività, che postulano che nessuna informazione possa viaggiare più velocemente della luce. Tuttavia, gli esperimenti successivi hanno confermato che l'entanglement quantistico è una realtà incontestabile, anche se la sua interpretazione rimane oggetto di dibattito.

La straordinarietà dell'entanglement quantistico risiede nel modo in cui sfida le nostre concezioni di causalità e località. In un universo determinato dalla fisica classica, gli oggetti sono influenzati solo da ciò che è nel loro immediato intorno. Nel mondo quantistico, però, l'entanglement mostra che due particelle possono essere legate in un modo che trascende la distanza spaziale, comportandosi come se fossero una singola entità nonostante siano separate da enormi distanze.

La spiegazione di questo fenomeno non è ancora completamente compresa, e le sue implicazioni per la nostra comprensione della realtà sono immense. L'entanglement quantistico suggerisce che il tessuto stesso dell'universo è molto più interconnesso di quanto si pensasse precedentemente. Questo ha portato a teorie che vedono l'universo non come una collezione di parti separate, ma piuttosto come un'entità olistica e interdipendente.

Oltre al suo fascino filosofico, l'entanglement quantistico ha importanti applicazioni pratiche. È alla base di tecnologie emergenti come la crittografia quantistica, che promette un livello di sicurezza nella comunicazione quasi impossibile da compromettere, e il calcolo quantistico, che potrebbe superare i limiti dei computer tradizionali, risolvendo problemi che oggi sono considerati inaccessibili.

Proseguendo nel nostro viaggio attraverso i principi della fisica quantistica, ci accingiamo ora a esplorare la funzione d'onda, un concetto altrettanto fondamentale che descrive matematicamente lo stato di un sistema quantistico. La funzione d'onda, che esamineremo nel prossimo punto, non solo fornisce un quadro per comprendere l'entanglement quantistico, ma rappresenta anche una pietra angolare nella descrizione dei fenomeni quantistici. Da un lato, abbiamo la misteriosa interconnessione istantanea a distanza dell'entanglement; dall'altro, la funzione d'onda ci offre un linguaggio matematico per descrivere e prevedere queste interazioni. Insieme, questi concetti si intrecciano per formare una visione più completa e affascinante del mondo quantistico.

Nel cuore della meccanica quantistica, la funzione d'onda emerge come un concetto fondamentale che offre una finestra nelle profondità del microcosmo. Questa entità matematica, che rappresenta lo stato di un sistema quantistico, è il linguaggio attraverso il quale la fisica quantistica parla, descrivendo le probabilità degli esiti di misurazioni su particelle come elettroni, fotoni e altri elementi quantistici.

Il concetto di funzione d'onda fu introdotto per la prima volta da Erwin Schrödinger nel 1926, diventando un pilastro fondamentale nella teoria della meccanica quantistica. La funzione d'onda, denotata dal simbolo Ψ (psi), è una descrizione completa dello stato di un sistema quantistico. Non si tratta di una descrizione fisica diretta della realtà delle particelle, ma piuttosto di un'astrazione matematica che fornisce la probabilità di trovare una particella in una determinata posizione o stato.

Una caratteristica sorprendente della funzione d'onda è che non descrive un singolo esito definito, ma piuttosto una serie di possibili esiti con relative probabilità. Questo è in netto contrasto con la fisica classica, dove gli oggetti hanno posizioni e velocità definite. Invece, nella fisica quantistica, finché un sistema non viene osservato o misurato, esiste in una sovrapposizione di stati, rappresentata dalla funzione d'onda.

La funzione d'onda quindi, è fondamentale per comprendere fenomeni come la dualità onda-particella e l'entanglement quantistico. Per esempio, nell'esperimento della doppia fenditura, la funzione d'onda di una particella, come un elettrone, passa attraverso entrambe le fenditure simultaneamente, interferendo con se stessa e creando un modello di interferenza sullo schermo di rilevamento. Questo dimostra che, al livello quantistico, la realtà non è così definita come sembra nella vita quotidiana.

L'interpretazione di Copenaghen della meccanica quantistica, formulata da Niels Bohr e Werner Heisenberg, postula che la funzione d'onda collassi in un singolo stato definito solo quando viene effettuata una misurazione. Questa visione ha portato a dibattiti filosofici e scientifici sull'essenza della realtà e sul ruolo dell'osservatore nell'universo quantistico.

Una conseguenza diretta del concetto di funzione d'onda è la decoerenza quantistica, che esploreremo nel prossimo punto. La decoerenza quantistica si occupa del modo in cui gli stati quantistici, inizialmente in sovrapposizione, si evolvono verso stati classici a causa dell'interazione con l'ambiente. Questo fenomeno fornisce una spiegazione di come la realtà quantistica, governata dalla funzione d'onda e caratterizzata da sovrapposizioni e probabilità, transizioni verso la realtà macroscopica definita e prevedibile che sperimentiamo nella vita di tutti i giorni.

La funzione d'onda non è solo una formula matematica: è un ponte tra il mondo quantistico e quello che percepiamo. Ci permette di navigare il mare di incertezze e probabilità della fisica quantistica e di comprendere come le sue leggi influenzino il tessuto della realtà. Proseguendo, vedremo come la decoerenza quantistica giochi un ruolo cruciale in questo processo, unendo il microscopico e il macroscopico in un'affascinante danza di realtà sovrapposte e interazioni ambientali.

La decoerenza quantistica è un concetto fondamentale che fa da ponte tra l'incredibile mondo quantistico e la realtà quotidiana che percepiamo. Questo fenomeno, che gioca un ruolo cruciale nel passaggio da un universo di possibilità quantistiche a uno di realtà definite, è l'ultimo argomento del nostro viaggio attraverso i principi base e concetti fondamentali della fisica quantistica.

La decoerenza quantistica si verifica quando un sistema quantistico, inizialmente in uno stato di sovrapposizione, interagisce con il suo ambiente. Queste interazioni, apparentemente insignificanti, hanno un impatto profondo: portano al collasso delle sovrapposizioni di stati quantistici in stati più definiti e classici. In altre parole, la decoerenza quantistica spiega come il comportamento quasi magico delle particelle quantistiche diventi il comportamento ordinario che osserviamo nel mondo macroscopico.

Questo processo risolve parzialmente uno dei maggiori enigmi della meccanica quantistica: come un sistema quantistico con molteplici possibilità può portare a un unico esito osservabile nel mondo reale. Ad esempio, prima di essere osservata, una particella può esistere in una sovrapposizione di posizioni. Tuttavia, non appena interagisce con l'ambiente – che può essere un fotone, una molecola di aria, o anche un dispositivo di misurazione – questa sovrapposizione "collassa" in una posizione specifica.

La decoerenza quantistica fornisce una spiegazione per l'apparente contraddizione tra il comportamento quantistico e classico. Le particelle quantistiche esistono in stati sovrapposti, ma queste sovrapposizioni diventano indistinguibili a causa delle interazioni con l'ambiente circostante. Questo fenomeno è particolarmente rilevante nel mondo macroscopico, dove la vasta quantità di interazioni ambientali rende quasi impossibile mantenere la sovrapposizione di stati su larga scala.

La decoerenza quantistica gioca anche un ruolo fondamentale nel campo dell'informatica quantistica e della criptografia. Gli sforzi per costruire computer quantistici, che sfruttano la sovrapposizione e l'entanglement per realizzare calcoli in precedenza impossibili, devono affrontare la sfida della decoerenza. La capacità di mantenere gli stati quantistici sovrapposti senza che subiscano la decoerenza è cruciale per lo sviluppo di questi potenti dispositivi.

Concludendo questo capitolo, la decoerenza quantistica non solo ci aiuta a comprendere il passaggio dal microscopico al macroscopico, ma rappresenta anche un ponte verso il prossimo capitolo del nostro libro. Esploreremo esperimenti chiave e scoperte che hanno modellato la nostra comprensione del mondo quantistico. Inizieremo con l'esperimento della doppia fenditura, un pilastro della fisica quantistica che illustra vividamente la dualità onda-particella e la natura probabilistica della realtà quantistica. Attraverso questi esperimenti, vedremo come concetti come la sovrapposizione, l'entanglement e la decoerenza si manifestano nel mondo reale, offrendo un'ulteriore prova della straordinaria natura del mondo quantistico.

CAPITOLO 3: Esperimenti Chiave e Scoperte

Nel precedente capitolo abbiamo esplorato le fondamenta su cui si erge l'edificio della fisica quantistica, un regno in cui la realtà si manifesta in modi sorprendenti e controintuitivi. Abbiamo iniziato con la dualità onda-particella, esaminando come luce e materia manifestino sia caratteristiche ondulatorie che particellari, sfidando così le nostre concezioni tradizionali di spazio e tempo.

Successivamente, ci siamo immersi nel principio di sovrapposizione, un concetto che permette agli stati quantistici di coesistere in molteplici configurazioni fino alla loro misurazione. Questo principio, che sta alla base di fenomeni come l'entanglement quantistico, ci ha guidato nel comprendere come le particelle possano essere intimamente collegate a distanze anche immense, un fenomeno che Einstein definì "azione spettrale a distanza".

L'entanglement quantistico, esaminato poi nel dettaglio, ha rivelato una connessione profonda e immediata tra particelle, indipendentemente dalla loro separazione spaziale, sfidando la nostra comprensione della comunicazione e dell'influenza a distanza.

Abbiamo poi esplorato la funzione d'onda, un concetto matematico fondamentale per descrivere e prevedere le probabilità degli stati quantistici. Questo strumento si è rivelato essenziale per interpretare e comprendere il comportamento delle particelle a livello quantistico.

Abbiamo anche discusso la decoerenza quantistica, il processo attraverso il quale gli stati di sovrapposizione quantistica interagiscono con l'ambiente e si riducono a stati più definiti e classici. Questo concetto è stato cruciale per colmare il divario tra il mondo bizzarro della meccanica quantistica e la realtà ordinaria che sperimentiamo ogni giorno.

Attraverso questo viaggio nei principi fondamentali della fisica quantistica, abbiamo gettato le basi per comprendere alcuni dei più straordinari esperimenti e scoperte che hanno plasmato la nostra comprensione del mondo quantistico. Nel prossimo capitolo, "Esperimenti Chiave e Scoperte", esploreremo come questi principi siano stati messi alla prova e confermati attraverso esperimenti innovativi e rivoluzionari, che hanno non solo confermato le stranezze della fisica quantistica, ma hanno anche aperto nuove frontiere nella scienza e nella tecnologia.

L'esperimento della doppia fenditura è uno dei pilastri fondamentali nella storia della fisica quantistica, un esperimento che ha rivelato la natura ondulatoria della luce e, successivamente, quella degli elettroni, svelando così aspetti sorprendenti del comportamento della materia. Questo esperimento, originariamente condotto con la luce e poi ripetuto con particelle come gli elettroni, ha dimostrato che quando una singola particella, come un elettrone, passa attraverso due fenditure parallele, produce un modello di interferenza sullo schermo di rilevamento, proprio come le onde che si sovrappongono.

La sorpresa più grande di questo esperimento si è manifestata quando è stato osservato che anche sparando elettroni singoli, uno alla volta, il modello di interferenza emergeva comunque. Questo indicava che ogni elettrone, in qualche modo, passava attraverso entrambe le fenditure contemporaneamente, interferendo con se stesso. Tale fenomeno sembrava sfidare il senso comune e la percezione classica della realtà: come può una singola particella essere in due posti allo stesso tempo?

Questa osservazione ha portato alla conclusione che le particelle, a livello quantistico, non esistono in uno stato definito fino a quando non vengono misurate. Fino a quel momento, esistono in una sovrapposizione di stati potenziali. L'atto della misurazione, sorprendentemente, sembra influenzare direttamente il comportamento della particella, facendola "decidere" attraverso quale fenditura è passata.

Questa scoperta ha aperto la strada a una nuova comprensione della natura della realtà a livello microscopico, dove le leggi della fisica classica non sono più applicabili. La natura probabilistica e non deterministica della meccanica quantistica emersa da questi esperimenti ha avuto un impatto profondo sulla filosofia della scienza, portando a interrogarsi sulla realtà stessa e sul ruolo dell'osservatore nell'universo.

L'esperimento della doppia fenditura ha anche posto le basi per ulteriori indagini e paradossi nel mondo quantistico, come quello illustrato dal famoso "gatto di Schrödinger", che esploreremo nel prossimo segmento. Questo paradosso ha enfatizzato ulteriormente la stranezza della sovrapposizione quantistica, mostrando come, fino alla misurazione, un sistema possa trovarsi in una combinazione di stati contraddittori.

Attraverso l'esplorazione di questi esperimenti e paradossi, iniziamo a comprendere meglio come la fisica quantistica sfidi le nostre intuizioni e costringa a riconsiderare le nostre concezioni di realtà, causalità e determinismo. L'esperimento della doppia fenditura non solo rivela la natura ondulatoria della materia e luce, ma apre anche un portale verso una comprensione più profonda dell'universo a livello microscopico, un universo dove le regole sono radicalmente diverse da quelle del mondo macroscopico che sperimentiamo nella vita quotidiana.

Il paradosso del gatto di Schrödinger è uno degli esempi più affascinanti e provocatori del modo in cui la meccanica quantistica sfida il nostro senso comune. Ideato dal fisico Erwin Schrödinger nel 1935, questo esperimento mentale è stato creato per illustrare la stranezza della sovrapposizione quantistica, un concetto centrale nella fisica quantistica che avevamo già iniziato a esplorare nell'esperimento della doppia fenditura.

Il paradosso immagina un gatto chiuso in una scatola con un meccanismo che include una particella radioattiva, un contatore Geiger, un martello e una fiala di veleno. Se la particella si disintegra, il contatore Geiger lo rileva, attivando il martello che rompe la fiala di veleno e uccide il gatto. Secondo le leggi della meccanica quantistica, la particella radioattiva è in uno stato di sovrapposizione, esistendo contemporaneamente in uno stato di disintegrazione e non disintegrazione. Questo porta alla conclusione sorprendente che, fino a quando non viene aperta la scatola per osservare, il gatto è contemporaneamente vivo e morto.

Questa situazione mette in evidenza la strana natura della sovrapposizione quantistica. Nella realtà quotidiana, un oggetto non può essere in due stati contraddittori contemporaneamente. Tuttavia nel mondo quantistico, questa coesistenza di stati contraddittori è non solo possibile, ma anche fondamentale per il comportamento delle particelle a livello microscopico.

Il paradosso del gatto di Schrödinger non solo illustra la sovrapposizione quantistica, ma solleva anche questioni filosofiche profonde sulla natura della realtà e sul ruolo dell'osservatore. In che modo la misurazione o l'osservazione influenzano lo stato di un sistema? La realtà esiste indipendentemente dall'osservatore o è in qualche modo influenzata dalla sua presenza? Queste domande hanno stimolato un intenso dibattito tra fisici e filosofi.

Il paradosso ha anche influenzato il modo in cui pensiamo alla causalità e alla determinazione. Nel mondo macroscopico, siamo abituati a un universo deterministico, dove le cause portano a effetti specifici. Tuttavia, nel mondo quantistico, questo legame causa-effetto diventa molto meno chiaro, con eventi che non possono essere determinati con certezza, ma solo probabilisticamente.

Il passaggio dal paradosso del gatto di Schrödinger al principio di esclusione di Pauli, che esploreremo nel prossimo segmento, rappresenta un ulteriore approfondimento nella nostra comprensione della struttura atomica e delle leggi che governano l'universo a scala microscopica. Il principio di esclusione di Pauli, formulato dal fisico Wolfgang Pauli, ha un impatto diretto sulla configurazione degli elettroni negli atomi e quindi sulla struttura della materia stessa. Questo principio ci fornisce una comprensione più profonda di come le particelle si comportano e interagiscono a livello quantistico, ulteriormente distaccandosi dalle nostre intuizioni basate sul mondo fisico macroscopico.

L'esplorazione della meccanica quantistica ci porta ora al principio di esclusione di Pauli, un concetto fondamentale che ha profondamente influenzato la nostra comprensione della struttura atomica e, più in generale, della materia. Formulato nel 1925 dal fisico Wolfgang Pauli, questo principio si basa sull'osservazione che due fermioni (particelle come gli elettroni, che seguono statistiche di Fermi-Dirac) non possono occupare lo stesso stato quantico contemporaneamente. Questa regola apparentemente semplice ha implicazioni profonde e complesse per l'intera struttura atomica e chimica.

Per comprendere meglio il principio di esclusione di Pauli, consideriamo l'atomo, una delle strutture fondamentali della materia. Gli atomi sono composti da un nucleo centrale, circondato da elettroni che orbitano in specifici livelli energetici o orbite. Secondo il principio di Pauli, nessun paio di elettroni in un atomo può avere lo stesso insieme di numeri quantici. Questo significa che gli elettroni devono "organizzarsi" in modi che evitino qualsiasi sovrapposizione di stati.

Questo principio è la ragione per cui gli elettroni si distribuiscono in vari livelli energetici all'interno dell'atomo, invece di ammassarsi tutti nel livello più basso possibile. Questa disposizione degli elettroni determina le proprietà chimiche degli elementi e, di conseguenza, la varietà infinita di composti chimici che si possono formare. Inoltre, il principio di esclusione di Pauli spiega perché la materia è stabile e perché gli atomi non collassano su se stessi. Senza questo principio, la materia come la conosciamo non esisterebbe.

Oltre alla sua importanza fondamentale in chimica e fisica atomica, il principio di esclusione di Pauli ha anche avuto un impatto significativo sullo sviluppo di vari campi della scienza e della tecnologia. Ad esempio, è essenziale nella fisica dello stato solido, influenzando le proprietà elettriche e termiche dei materiali, e gioca un ruolo cruciale nella tecnologia dei semiconduttori, che è alla base dell'elettronica moderna.

Il principio di esclusione di Pauli rappresenta anche un ponte verso concetti più avanzati nella fisica quantistica, come l'effetto tunnel quantistico, che esploreremo nel prossimo segmento. L'effetto tunnel quantistico, un fenomeno in cui una particella passa attraverso una barriera energetica che sarebbe insuperabile secondo le leggi della fisica classica, è un altro esempio sorprendente delle stranezze del mondo quantistico. Questo effetto ha applicazioni pratiche notevoli, dall'elettronica quantistica alla chimica nucleare, ed è fondamentale per la comprensione di molti processi naturali a livello microscopico.

Il principio di esclusione di Pauli non solo ci fornisce una comprensione più profonda della struttura della materia, ma ci guida anche verso nuove frontiere della fisica, dove le regole intuitive del mondo macroscopico cedono il posto a realtà più sottili e sorprendenti nel regno quantistico.

Nel viaggio attraverso i meandri della fisica quantistica, ci imbattiamo in uno dei fenomeni più straordinari e controintuitivi: l'effetto tunnel quantistico. Questo concetto, che sembra quasi fantascientifico, è una realtà fondamentale nel mondo quantistico e ha avuto un impatto significativo su diverse aree della scienza e della tecnologia.

L'effetto tunnel quantistico si verifica quando una particella "attraversa" una barriera energetica che, secondo le leggi della fisica classica, sarebbe insormontabile. Invece di essere bloccata da questa barriera, come ci si aspetterebbe in un contesto macroscopico, la particella ha una certa probabilità di "tunnelare" attraverso di essa. Questo fenomeno è possibile grazie alla natura probabilistica della meccanica quantistica, in cui la posizione e l'energia di una particella sono descritte in termini di probabilità piuttosto che di certezze assolute.

L'effetto tunnel quantistico è stato osservato per la prima volta negli anni '20 e '30, durante gli esperimenti che hanno gettato le basi della meccanica quantistica. Da allora, ha trovato applicazioni in numerosi campi, dalla fisica dei solidi alla chimica nucleare. Una delle sue applicazioni più note è nei diodi a tunnel e nei transistor, che sono componenti essenziali dell'elettronica moderna. Senza l'effetto tunnel quantistico, molti dei dispositivi elettronici che usiamo quotidianamente non sarebbero possibili.

Questo effetto gioca un ruolo cruciale nella fisica nucleare, influenzando fenomeni come la fusione nucleare nelle stelle e la radioattività. Questi processi dipendono dalla capacità delle particelle di attraversare barriere energetiche apparentemente insormontabili, un concetto che sfida la nostra comprensione intuitiva del mondo.

Ma l'effetto tunnel quantistico non è solo un fenomeno fisico; ha anche implicazioni filosofiche profonde. Mette in discussione le nostre idee su cause ed effetti e sulla natura della realtà stessa. In un mondo dove le particelle possono effettivamente "teletrasportarsi" attraverso barriere solide, dobbiamo riconsiderare ciò che consideriamo possibile e impossibile.

L'effetto tunnel quantistico ci conduce direttamente all'ultimo punto di questo capitolo: l'esperimento EPR e il dibattito sulla realtà locale e le variabili nascoste. L'esperimento EPR, proposto da Einstein, Podolsky e Rosen nel 1935, è un altro esempio di come la meccanica quantistica sfidi le nostre nozioni tradizionali di spazio e tempo. Questo esperimento e il conseguente dibattito hanno sollevato domande fondamentali sulla natura della realtà a livello quantistico e sull'esistenza di "variabili nascoste" che potrebbero determinare il comportamento delle particelle.

L'effetto tunnel quantistico non è solo un fenomeno fisico intrigante, ma è anche un ponte verso domande più profonde sulla struttura della realtà. Esso rappresenta un altro passo nel nostro viaggio attraverso il regno quantistico, dove le leggi della fisica classica vengono costantemente messe alla prova e riformulate.

Parliamo ora dell'esperimento EPR. Questo esperimento, concepito da Einstein, Podolsky e Rosen nel 1935, rappresenta uno dei momenti più significativi nella storia della fisica quantistica. Non solo ha sollevato interrogativi fondamentali sulla natura della realtà a livello microscopico, ma ha anche aperto un dibattito duraturo sulla realtà locale e le variabili nascoste, un dibattito che continua a influenzare la fisica e la filosofia contemporanee.

L'esperimento EPR fu originariamente ideato come una critica alla meccanica quantistica. Einstein e i suoi colleghi erano preoccupati che la teoria quantistica, così com'era formulata all'epoca, non fornisse una descrizione completa della realtà. Essi ipotizzarono una situazione in cui due particelle, che avevano interagito e poi erano state separate, sembravano ancora influenzarsi istantaneamente l'una con l'altra, nonostante la distanza. Questo fenomeno, noto come "entanglement quantistico", sembrava sfidare il senso comune e le idee tradizionali di causalità e località.

L'argomento di Einstein era che, se la meccanica quantistica fosse stata una teoria completa, avrebbe dovuto includere "variabili nascoste" che determinassero il comportamento delle particelle. Senza queste variabili, sembrava che la teoria implicasse una forma di "azione a distanza spettrale", qualcosa che Einstein trovava inaccettabile. Tuttavia, la natura stessa di queste variabili nascoste e la loro coerenza con il quadro generale della fisica quantistica rimanevano incerte.

Nel corso degli anni, l'esperimento EPR ha stimolato una vasta gamma di risposte e interpretazioni. La più famosa di queste è l'interpretazione di Copenaghen della meccanica quantistica, che accetta l'incompletezza e la natura probabilistica della teoria come una caratteristica fondamentale della realtà a livello quantistico. Questa visione, tuttavia, non ha placato il dibattito, poiché molti fisici e filosofi hanno continuato a cercare una spiegazione più "reale" o deterministica dei fenomeni quantistici.

Il dibattito sull'esperimento EPR ha anche avuto un impatto sulle teorie alternative, come la teoria delle variabili nascoste e l'interpretazione dei molti mondi proposta da Hugh Everett. Quest'ultima, in particolare, offre una visione radicalmente diversa, suggerendo che ogni possibile esito di un evento quantistico si verifica in un proprio universo separato, una teoria che ha profonde implicazioni cosmologiche e filosofiche.

In termini più ampi, l'esperimento EPR e il dibattito che ne è seguito hanno sollevato questioni fondamentali sulla natura della realtà, del tempo e dello spazio, e sul ruolo dell'osservatore nel determinare la realtà fisica. Queste questioni non solo sfidano il nostro modo di pensare il mondo a livello microscopico, ma hanno anche risonanze più ampie nella filosofia, nella metafisica e persino nella teologia.

Concludendo la discussione sull'esperimento EPR, ci avviciniamo al prossimo capitolo del nostro viaggio nella fisica quantistica. Esploreremo appunto le diverse interpretazioni della meccanica quantistica e le loro implicazioni. Inizieremo con l'interpretazione di Copenaghen, che vede la realtà come un fenomeno intrinsecamente probabilistico, e procederemo attraverso varie teorie e concetti che cercano di spiegare le profonde e a volte sconcertanti implicazioni della fisica quantistica.

CAPITOLO 4: Interpretazioni della Meccanica Quantistica e loro Implicazioni

Nel capitolo precedente abbiamo esplorato alcuni degli esperimenti chiave e delle scoperte fondamentali che hanno plasmato la nostra comprensione della fisica quantistica. Questi esperimenti non solo hanno dimostrato le straordinarie e talvolta controintuitive caratteristiche del mondo quantistico, ma hanno anche sollevato domande profonde sulla natura della realtà stessa.

Abbiamo iniziato con l'esperimento della doppia fenditura, che ha rivelato la natura dualistica onda-particella della luce e della materia, sfidando le nostre concezioni preesistenti di spazio e tempo. Successivamente, ci siamo immersi nel paradosso del gatto di Schrödinger, che ha illustrato in modo vivido la sovrapposizione quantistica e ha messo in discussione la nostra comprensione della realtà a livello microscopico.

Abbiamo poi esaminato il principio di esclusione di Pauli, che ha avuto un impatto significativo sulla nostra comprensione della struttura atomica, seguito dalla scoperta dell'effetto tunnel quantistico, che ha aperto nuove frontiere nelle applicazioni tecnologiche e nella comprensione della barriera potenziale. Infine, abbiamo discusso l'esperimento EPR e il dibattito che ne è seguito sulla realtà locale e le variabili nascoste, che ha portato a interrogativi fondamentali sul ruolo dell'osservatore nella meccanica quantistica.

Questi esperimenti e scoperte non solo hanno rafforzato la nostra conoscenza della fisica quantistica, ma hanno anche sollevato questioni filosofiche e metafisiche. Con questo contesto, il Capitolo 4 si addentrerà nelle diverse interpretazioni della meccanica quantistica e nelle loro implicazioni più ampie. Esploreremo come varie teorie, dalla Interpretazione di Copenaghen alla teoria dei molti mondi, tentano di spiegare queste peculiarità e quale impatto hanno avuto sul nostro modo di vedere l'universo, la realtà e la nostra posizione in esso.

L'Interpretazione di Copenaghen della meccanica quantistica, sviluppata principalmente da Niels Bohr e Werner Heisenberg negli anni '20, rappresenta uno dei fondamenti concettuali della fisica quantistica moderna. Questa interpretazione si distingue per il suo approccio probabilistico alla realtà a livello quantistico, proponendo un quadro in cui gli eventi non sono determinati con certezza, ma sono piuttosto descritti da probabilità.

Secondo l'Interpretazione di Copenaghen, le particelle quantistiche esistono in una sorta di nebbia probabilistica di stati potenziali fino a quando non vengono misurate. Questo concetto è noto come sovrapposizione quantistica, dove una particella può esistere in più stati contemporaneamente. È solo attraverso il processo di misurazione che questi stati collassano in uno stato definito, un fenomeno che ha portato Heisenberg a formulare il famoso principio di indeterminazione. Questo principio afferma che non è possibile conoscere contemporaneamente con precisione sia la posizione sia la velocità di una particella, poiché il solo atto di misurare una di queste proprietà inevitabilmente altera l'altra.

L'idea che la realtà a livello quantistico sia intrinsecamente probabilistica rappresenta una rottura radicale con il determinismo classico, dove si pensava che tutti gli eventi fossero predeterminati da cause precedenti. Invece, l'Interpretazione di Copenaghen suggerisce che il mondo quantistico sia governato da leggi di probabilità, non di certezze. Questo ha portato a discussioni filosofiche sulla natura della realtà, sulla questione se il mondo a livello quantistico esista in una forma definita indipendentemente dall'osservazione, e sul ruolo dell'osservatore nella definizione della realtà.

Un altro aspetto centrale dell'Interpretazione di Copenaghen è il concetto di complementarità, introdotto da Bohr. Questo concetto afferma che la luce e la materia possono dimostrare sia comportamenti ondulatori sia particellari, ma non entrambi simultaneamente. Questa dualità onda-particella è fondamentale per comprendere fenomeni come l'esperimento della doppia fenditura, dove la luce può comportarsi sia come onda sia come particella a seconda del contesto dell'esperimento.

Nonostante l'ampia accettazione dell'Interpretazione di Copenaghen nella comunità scientifica, essa non è esente da critiche e controversie. Alcuni scienziati, come Albert Einstein, hanno espresso disagio con l'idea che la realtà a livello fondamentale sia probabilistica e non deterministica. Einstein, famoso per la sua frase "Dio non gioca a dadi", ha cercato alternative all'Interpretazione di Copenaghen, come la teoria delle variabili nascoste, che verrà esplorata nel prossimo segmento.

L'Interpretazione di Copenaghen offre un quadro in cui la realtà quantistica è intrinsecamente indefinita fino al momento della misurazione, enfatizzando il ruolo dell'osservatore e introducendo un elemento di probabilità fondamentale nella nostra comprensione della fisica. Questo ha portato a profonde riflessioni sulla natura della realtà e ha aperto la strada a ulteriori indagini e teorie alternative, come quella delle variabili nascoste, che cercheremo di capire nel prossimo punto del nostro percorso.

Nel contesto delle interpretazioni della meccanica quantistica, la teoria delle variabili nascoste si presenta come un'alternativa significativa all'Interpretazione di Copenaghen. Questa teoria, che si radica nell'approccio deterministico, sostiene che le probabilità nella meccanica quantistica non derivino da una mancanza intrinseca di determinismo nella natura, ma piuttosto dalla nostra ignoranza di alcune variabili fondamentali, non ancora scoperte o misurabili, che determinano gli stati quantistici.

Il concetto di variabili nascoste nasce in parte dalla resistenza di alcuni fisici, come Albert Einstein, alla natura probabilistica dell'Interpretazione di Copenaghen. Einstein, insieme a Boris Podolsky e Nathan Rosen, articolò questo disaccordo nell'ormai famoso paradosso EPR, che suggeriva l'esistenza di elementi di realtà fisica non catturati dalla meccanica quantistica ortodossa. Secondo loro, se una teoria fisica non può prevedere con certezza il comportamento di un sistema, allora deve essere incompleta. In questo quadro, le variabili nascoste potrebbero, in teoria, restituire un senso di determinismo alla meccanica quantistica.

Tuttavia il lavoro di John Bell negli anni '60 ha rappresentato una svolta cruciale per la teoria delle variabili nascoste. Le disuguaglianze di Bell, basate su considerazioni teoriche, hanno fornito un modo per sperimentare se le correlazioni previste dalla meccanica quantistica potessero essere spiegate da variabili nascoste locali. Gli esperimenti successivi, come quelli condotti da Alain Aspect negli anni '80, hanno mostrato che le predizioni della meccanica quantistica, che sembrano violare il principio di località (l'idea che gli oggetti influenzano solo il loro ambiente immediato), sono corrette, mettendo in discussione l'esistenza di variabili nascoste locali.

Nonostante questi risultati, la teoria delle variabili nascoste non locali rimane un campo di indagine. Essa offre una visione alternativa del mondo quantistico, dove i fenomeni osservati sono il risultato di parametri sconosciuti che, una volta scoperti, potrebbero fornire una comprensione più completa e deterministica della realtà. Questo approccio riflette una visione del mondo più in linea con la fisica classica e con la nozione di realtà oggettiva e predeterminata.

E' importante notare che la teoria delle variabili nascoste, pur essendo intrigante, non è priva di alcune problematiche. La sua accettazione richiederebbe un ripensamento radicale di alcuni dei concetti fondamentali della meccanica quantistica, come l'entanglement e la sovrapposizione, e della loro interpretazione.

L'esplorazione della teoria delle variabili nascoste ci porta a considerare alternative ancora più radicali all'interpretazione ortodossa della meccanica quantistica. Una di queste è la teoria dei molti mondi di Hugh Everett, che abbraccia pienamente la natura probabilistica della meccanica quantistica e propone un universo in cui ogni possibile esito di un evento quantistico si realizza in un universo separato. Questa teoria, che esploreremo nel prossimo segmento, allarga notevolmente i confini della nostra comprensione del reale e del possibile nel contesto quantistico.

La teoria dei molti mondi, proposta per la prima volta da Hugh Everett nel 1957, rappresenta una delle interpretazioni più audaci e controverse della meccanica quantistica. Al contrario delle interpretazioni tradizionali che vedono la realtà come un insieme di fenomeni probabilistici, la teoria dei molti mondi suggerisce che ogni evento quantistico che potrebbe accadere, in effetti, si verifica in un qualche universo parallelo.

Everett, insoddisfatto delle interpretazioni esistenti della meccanica quantistica, propose un'idea radicale: invece di collassare in un unico stato durante una misurazione, come suggerito dall'interpretazione di

Copenaghen, la funzione d'onda continua a evolvere in un superposizione di tutti gli stati possibili. Ogni possibile esito di un evento quantistico esiste in un universo separato, creando un multiverso quasi infinito di realtà parallele.

Questa visione ha profonde implicazioni cosmologiche. Innanzitutto sfida la nostra concezione tradizionale di realtà unica e lineare, proponendo invece una realtà frattale, costantemente in espansione con ogni decisione quantistica. In secondo luogo, offre una risposta alla casualità apparente e alla probabilità intrinseca nella meccanica quantistica: ogni possibilità si realizza, ma in diversi rami dell'universo.

Nonostante la sua natura speculativa, la teoria dei molti mondi è attraente per alcuni fisici perché elimina la necessità del collasso della funzione d'onda e del ruolo speciale dell'osservatore, due degli aspetti più problematici dell'interpretazione di Copenaghen. Inoltre fornisce un quadro teorico in cui si possono spiegare fenomeni come l'entanglement quantistico senza violare il principio di località.

La teoria dei molti mondi è anche oggetto di svariate critiche. Una delle principali è la sua apparente non confutabilità: poiché gli universi paralleli, per definizione, non interagiscono tra loro, non esiste un modo diretto per dimostrare o confutare la loro esistenza. Inoltre l'idea di un numero quasi infinito di universi paralleli pone sfide sia filosofiche che scientifiche, sollevando questioni sulla natura della realtà e sull'interpretazione della meccanica quantistica.

Nonostante queste difficoltà, la teoria dei molti mondi continua a essere un'area attiva di ricerca e dibattito. Essa rappresenta un tentativo di comprendere l'universo quantistico in termini radicalmente diversi, offrendo una visione alternativa che sfida le nostre concezioni più profonde di realtà e esistenza.

L'indagine sulla teoria dei molti mondi ci porta a considerare la decoerenza quantistica come un processo fondamentale nella transizione dal mondo quantistico a quello classico. Questo concetto, che esploreremo nelle prossime pagine, gioca un ruolo cruciale nel comprendere come le proprietà quantistiche, come la superposizione e l'entanglement, si perdano o diventino "decoerenti" quando i sistemi quantistici interagiscono con l'ambiente, portando a un comportamento più classico e deterministico.

La decoerenza quantistica rappresenta un elemento fondamentale nella comprensione del passaggio dal mondo quantistico a quello classico. Questo concetto, sviluppato negli anni '70 e '80 da fisici come Wojciech Zurek e Dieter Zeh, cerca di spiegare come i sistemi quantistici perdano le loro proprietà quantistiche, come la superposizione e l'entanglement, interagendo con l'ambiente circostante, portando a un comportamento più classico e deterministico.

Questa teoria è cruciale per colmare il divario tra il comportamento bizzarro e probabilistico dei sistemi quantistici e la realtà quotidiana, che è governata da leggi classiche ben definite. Secondo la decoerenza quantistica, quando un sistema quantistico interagisce con il suo ambiente – che può essere aria, radiazione, o anche un singolo fotone – le sue diverse storie quantistiche possibili diventano "decoerenti", o si disperdono, a causa dell'interazione con l'ambiente. Questo processo elimina effettivamente le sovrapposizioni di stati che sono centrali nella meccanica quantistica, lasciando il sistema in uno stato classico definito.

La decoerenza quantistica fornisce una spiegazione meccanicistica e non richiede il collasso della funzione d'onda postulato dall'interpretazione di Copenaghen. In questo senso, risolve alcuni dei paradossi della meccanica quantistica, come il noto paradosso del gatto di Schrödinger, dove un gatto in una scatola è contemporaneamente vivo e morto fino all'osservazione. La decoerenza suggerisce che l'interazione del gatto (e del sistema di particelle radioattive che determina il suo destino) con l'ambiente circostante costringe rapidamente il sistema in uno stato definito, vivo o morto, ben prima che un osservatore apra la scatola.

Un aspetto importante della decoerenza quantistica è il suo impatto sulla comprensione della misurazione in meccanica quantistica. La teoria suggerisce che non è l'atto della misurazione in sé a causare il collasso della funzione d'onda, ma piuttosto l'interazione inevitabile del sistema con l'ambiente durante il processo di misurazione. In altre parole la decoerenza è un processo naturale e onnipresente che si verifica continuamente in tutti i sistemi quantistici.

La decoerenza quantistica non fornisce però una spiegazione completa della transizione dal quantistico al classico. Anche se spiega come le sovrapposizioni di stati si perdano, non indica quale dei possibili stati classici emerga da un processo di misurazione. Questa limitazione suggerisce che ci sono ancora domande fondamentali sulla natura della realtà e della misurazione nella meccanica quantistica che rimangono senza risposta.

Il dibattito sulla decoerenza quantistica e la sua interpretazione ci porta naturalmente alle implicazioni filosofiche e scientifiche più ampie della meccanica quantistica. Questi includono questioni riguardanti il determinismo, il libero arbitrio e la natura stessa della realtà, che verranno esplorate nel prossimo segmento. La comprensione di come e perché il mondo quantistico si traduce in esperienze classiche quotidiane rimane un campo di ricerca vitale e aperto, che continua a sfidare e a espandere i nostri orizzonti scientifici e filosofici.

Le implicazioni filosofiche e scientifiche della meccanica quantistica vanno ben oltre il semplice ambito della fisica, toccando aspetti fondamentali dell'esistenza umana come il determinismo, il libero arbitrio e la natura della realtà. L'interrogativo su come le leggi quantistiche influenzano la nostra percezione del mondo e le decisioni quotidiane è uno dei dibattiti più intriganti e complessi nell'ambito della scienza contemporanea.

Inizialmente la fisica classica, guidata dai principi newtoniani, presentava un universo meccanico e prevedibile, dove ogni evento era determinato dalle condizioni iniziali e dalle leggi naturali. Questa visione del mondo era intrinsecamente deterministica: conoscendo tutte le variabili in gioco, si poteva teoricamente predire ogni evento futuro. Tuttavia, la meccanica quantistica ha scosso queste fondamenta, introducendo elementi di incertezza e probabilità che sfidano l'idea del determinismo assoluto.

Il principio di indeterminazione di Heisenberg, per esempio, afferma che non è possibile conoscere con precisione simultanea sia la posizione che la velocità di una particella. Questo ha portato alcuni a interrogarsi sul ruolo del libero arbitrio nell'universo: se il comportamento delle particelle a livello microscopico è intrinsecamente imprevedibile, questo implica che anche a livello macroscopico esiste una certa imprevedibilità nelle azioni umane?

L'interpretazione di Copenaghen e la teoria dei molti mondi hanno anche aperto nuovi orizzonti filosofici. L'interpretazione di Copenaghen, che vede la realtà come un insieme di probabilità che si concretizzano solo al momento della misurazione, ha suggerito a alcuni che la realtà potrebbe essere in parte costruita dall'osservatore. D'altra parte la teoria dei molti mondi di Everett, che propone l'esistenza di universi paralleli per ogni possibile esito quantistico, solleva domande sulla natura stessa della realtà e sul nostro posto nell'universo.

La transizione dal quantistico al classico, facilitata dalla decoerenza quantistica, getta luce su come gli effetti quantistici diventino meno evidenti nel mondo macroscopico. Ma ciò non risolve completamente i dilemmi sul libero arbitrio e sul determinismo. Se a livello quantistico le particelle seguono leggi probabilistiche, come si collega questo alla percezione umana di fare scelte consapevoli e deliberative?

Questi interrogativi filosofici si connettono anche a concetti più ampi e interdisciplinari, come quelli esplorati nel prossimo capitolo sulla Legge dell'Attrazione. La Legge dell'Attrazione, che sostiene che i pensieri positivi possano influenzare direttamente la realtà fisica, trova un'eco intrigante nelle teorie quantistiche che mettono in discussione la natura della realtà e il ruolo dell'osservatore. Sebbene la Legge dell'Attrazione non sia un concetto scientifico nel senso tradizionale, la sua popolarità e la sua presenza nella cultura contemporanea riflettono un interesse crescente per il potenziale collegamento tra mente, percezione e realtà fisica, un tema che attraversa sia la fisica quantistica che la filosofia.

PARTE SECONDA

La Legge dell'Attrazione e la Fisica Quantistica

CAPITOLO 5: Fondamenti della Legge dell'Attrazione

Nel capitolo precedente abbiamo esplorato in profondità le diverse interpretazioni della meccanica quantistica e le loro implicazioni sia filosofiche che scientifiche. Questo capitolo ha offerto una panoramica di come i fisici e i filosofi abbiano cercato di comprendere e interpretare i paradossali fenomeni osservati nel mondo subatomico.

Abbiamo iniziato con l'Interpretazione di Copenaghen, che considera la realtà come un fenomeno intrinsecamente probabilistico, dove l'atto di misurazione gioca un ruolo cruciale nel determinare lo stato fisico di un sistema. Questa interpretazione pone l'osservatore al centro dell'esperienza quantistica e sottolinea l'indeterminazione e la natura non deterministica della realtà a livello quantistico.

Successivamente abbiamo esaminato la teoria delle variabili nascoste, che propone un approccio più deterministico e cerca di spiegare i fenomeni quantistici attraverso parametri non ancora scoperti. Questa teoria si contrappone all'idea che gli eventi quantistici siano fondamentalmente casuali, suggerendo invece che esistano leggi sottostanti non ancora comprese.

Abbiamo poi esplorato la teoria dei molti mondi di Hugh Everett, che introduce un'interpretazione cosmologica affascinante. Secondo questa teoria, ogni possibile esito di un evento quantistico si realizza in un universo parallelo, portando a una visione multiversale della realtà.

Abbiamo anche discusso la decoerenza quantistica e come essa faciliti la transizione dal comportamento quantistico al comportamento classico, contribuendo a spiegare perché non osserviamo fenomeni quantistici nel nostro mondo macroscopico quotidiano.

Abbiamo infine affrontato le implicazioni filosofiche e scientifiche di queste interpretazioni, toccando argomenti come il determinismo, il libero arbitrio e la natura della realtà. Questa sezione ha offerto spunti profondi su come la meccanica quantistica sfidi e arricchisca la nostra comprensione del mondo.

Questo approfondimento sulle interpretazioni della meccanica quantistica ha preparato il terreno al presente capitolo, dove ci immergeremo nei fondamenti della Legge dell'Attrazione. Esploreremo come questa filosofia, che si focalizza sul potere del pensiero e dell'intenzione, si collega e differisce dai concetti discussi nel capitolo precedente, e come si sia sviluppata e integrata nella cultura e nella letteratura contemporanea.

Le origini e lo sviluppo storico della Legge dell'Attrazione si intrecciano con una serie di filosofie, credenze spirituali e idee che hanno attraversato diverse culture e epoche storiche. Questo concetto, al centro del quale sta l'idea che i pensieri positivi possano attrarre risultati positivi nella vita di una persona, ha radici che possono essere fatte risalire a tradizioni antiche e a movimenti filosofici e religiosi.

Nel corso dei secoli, molte culture hanno espresso in varie forme l'idea che la mente possa influenzare la realtà. Nel pensiero greco antico, ad esempio, troviamo riflessioni sulla potenza del pensiero e sulla sua capacità di plasmare la realtà, un concetto che si ritrova anche nella filosofia orientale, in particolare nel Buddhismo e nell'Induismo, che enfatizzano il potere della mente e della meditazione.

Tuttavia la formulazione moderna della Legge dell'Attrazione ha iniziato a prendere forma durante il movimento del Nuovo Pensiero, emerso negli Stati Uniti nel XIX secolo. Questo movimento filosofico e spirituale si è concentrato sull'idea che la mente sia la chiave per ottenere salute, ricchezza e felicità personale. Autori come Phineas Quimby e Mary Baker Eddy, con le loro riflessioni e pratiche, hanno gettato le basi per quello che sarebbe diventato un principio centrale della Legge dell'Attrazione: i nostri pensieri sono forze creative che influenzano il nostro benessere fisico e materiale.

Nel corso del XX secolo, la Legge dell'Attrazione ha continuato ad evolversi, influenzando vari ambiti come la letteratura di auto-aiuto, la psicologia positiva e la spiritualità. Il libro "The Secret" di Rhonda Byrne, pubblicato nel 2006, ha avuto un ruolo fondamentale nel portare questo concetto all'attenzione del grande pubblico, proponendo l'idea che visualizzare i propri desideri può effettivamente aiutare a realizzarli. Questa nozione ha attratto milioni di seguaci, ma anche critiche, in quanto alcuni la considerano una semplificazione eccessiva delle complessità della vita e della psicologia umana.

Nella storia della Legge dell'Attrazione, troviamo un interessante parallelismo con le teorie della fisica quantistica discusse nel capitolo precedente, in particolare l'idea che l'osservatore possa influenzare la realtà osservata. Sebbene la scienza non sostenga direttamente le affermazioni della Legge dell'Attrazione, l'interesse per la connessione tra mente e realtà è un tema che si ritrova in entrambi i campi.

La progressiva evoluzione della Legge dell'Attrazione riflette un cambiamento culturale nella comprensione del potere della mente e del pensiero. Da un lato, è vista come un potente strumento di auto-empowerment e crescita personale; dall'altro è soggetta a critiche per la sua apparente mancanza di fondamento scientifico e per il rischio di promuovere un'eccessiva semplificazione delle sfide della vita.

Questo sviluppo storico ci conduce direttamente ai principi fondamentali della Legge dell'Attrazione, in particolare l'enfasi sul pensiero positivo, la visualizzazione e la manifestazione, argomenti che verranno trattati nel prossimo punto, mostrando come queste pratiche siano diventate parte integrante di questo movimento e come siano percepite e applicate nella società contemporanea.

Nel cuore della Legge dell'Attrazione, una filosofia che ha guadagnato notorietà e seguito in tutto il mondo, giacciono alcuni principi fondamentali che sono essenziali per comprendere la sua applicazione e il suo impatto sulla vita delle persone. Questi principi, radicati nel pensiero positivo, nella visualizzazione e nella manifestazione, rappresentano il nucleo di questa filosofia e influenzano profondamente sia la cultura popolare sia l'approccio individuale alla realizzazione personale e spirituale.

Il primo pilastro fondamentale della Legge dell'Attrazione è il pensiero positivo. Questa filosofia sostiene che mantenere un atteggiamento positivo e un mindset ottimista può influenzare significativamente gli eventi e le circostanze della propria vita. Secondo questa visione i pensieri sono visti non solo come riflessioni interne, ma anche come forze capaci di attirare eventi e esperienze corrispondenti. In questo contesto, i pensieri positivi tendono a generare risultati positivi, mentre quelli negativi possono portare a esiti indesiderati. Questo concetto trova le sue radici in diverse tradizioni filosofiche e spirituali, che hanno a lungo enfatizzato il potere della mente e del pensiero nell'influenzare la realtà esterna.

Il secondo principio è la visualizzazione. La Legge dell'Attrazione incoraggia gli individui a visualizzare chiaramente i propri obiettivi e desideri, quasi come se fossero già stati raggiunti. Questa pratica implica non solo pensare o sognare ciò che si desidera, ma anche sentirlo e immaginarlo con tutti i sensi. La visualizzazione agisce come un catalizzatore, aiutando l'individuo a focalizzarsi e a mantenere l'attenzione sui propri obiettivi. Viene spesso utilizzata come strumento di motivazione e di auto-miglioramento, trovando applicazione in vari ambiti, dallo sport alla gestione aziendale.

Il terzo e ultimo principio è la manifestazione. Secondo la Legge dell'Attrazione, una volta che una persona ha adottato un atteggiamento positivo e ha visualizzato i propri obiettivi, deve poi agire per manifestarli nella realtà. Ciò implica intraprendere azioni concrete e fare scelte coerenti con i propri desideri. La manifestazione è quindi il processo attraverso il quale i pensieri e le visualizzazioni diventano realtà tangibile. Questo aspetto sottolinea l'importanza non solo di desiderare e pensare, ma anche di agire in modo coerente con i propri obiettivi.

Questi principi fondamentali della Legge dell'Attrazione si intrecciano strettamente con le idee e le pratiche presenti nella letteratura e nella cultura popolare, che saranno esaminate nel prossimo punto. La diffusione di questa filosofia attraverso libri, film, seminari e media digitali ha contribuito a plasmare una visione della vita in cui il potere del pensiero e dell'intenzione è elevato a una forza quasi magica, in grado di trasformare la realtà. Questo ha generato un vasto seguito, ma anche critiche e dibattiti, specie nel contesto scientifico, dove le basi empiriche di tali pratiche sono spesso messe in discussione. Nel prossimo segmento, esploreremo come la Legge dell'Attrazione sia stata incorporata e rappresentata nella cultura popolare, e quali sono state le reazioni e le interpretazioni di queste idee nel contesto culturale e letterario più ampio.

La Legge dell'Attrazione, con i suoi principi di pensiero positivo, visualizzazione e manifestazione, ha trovato una vasta risonanza nella letteratura e nella cultura popolare, diventando un fenomeno globale che trascende le barriere culturali e geografiche. Questo impatto si riflette non solo in un gran numero di opere letterarie e cinematografiche, ma anche in programmi televisivi, seminari, workshop e persino in prodotti commerciali, delineando così una presenza culturale di vasta portata.

Nel mondo della letteratura la Legge dell'Attrazione è stata trattata in numerosi libri che variano da opere di auto-aiuto a narrativa. Libri come "Il Segreto" di Rhonda Byrne hanno giocato un ruolo cruciale nel diffondere questa filosofia, presentandola in un formato accessibile e facilmente comprensibile per il grande pubblico. Queste opere tendono a enfatizzare la capacità degli individui di influenzare la propria realtà attraverso il pensiero e la visualizzazione, promettendo cambiamenti positivi nella vita personale e professionale di chi le applica. Il successo di tali libri testimonia l'appello universale dell'idea che si possa controllare la propria realtà e raggiungere i propri desideri attraverso il potere della mente.

Nel cinema e nei programmi televisivi, la Legge dell'Attrazione è stata spesso rappresentata in maniera sia esplicita sia implicita. Film che trattano tematiche di trasformazione personale, realizzazione dei sogni e superamento degli ostacoli attraverso la forza della volontà e del pensiero positivo si collegano direttamente ai principi della Legge dell'Attrazione. Queste rappresentazioni cinematografiche non solo offrono intrattenimento, ma servono anche come veicoli per diffondere e rafforzare i concetti chiave della filosofia.

La Legge dell'Attrazione ha inoltre trovato terreno fertile nel marketing e nella pubblicità, dove le idee di manifestazione dei desideri e realizzazione personale vengono utilizzate per promuovere prodotti e servizi. Questo fenomeno riflette la capacità della Legge dell'Attrazione di influenzare non solo le scelte individuali, ma anche le strategie commerciali.

La presenza della Legge dell'Attrazione nella cultura popolare ha anche generato un dibattito sull'efficacia e la validità dei suoi principi. Mentre alcuni la vedono come una forza potente per il cambiamento positivo, altri la criticano per la sua mancanza di basi scientifiche e per il rischio di creare false speranze. Questo aspetto sarà esplorato più approfonditamente nel prossimo segmento, dove discuteremo le critiche e le considerazioni scientifiche sulla Legge dell'Attrazione.

Le rappresentazioni della Legge dell'Attrazione nella cultura popolare non solo riflettono il suo impatto sulla società contemporanea, ma influenzano anche la percezione pubblica di questa filosofia. Queste rappresentazioni possono variare dalla fedele adesione ai principi fondamentali della Legge dell'Attrazione a interpretazioni più libere e artistiche. In ogni caso, la loro diffusione contribuisce a mantenere vivo l'interesse per questa filosofia e ad alimentare un dibattito in continua evoluzione sul suo ruolo nella vita moderna, un dibattito che verrà ulteriormente esplorato attraverso l'analisi delle critiche e delle valutazioni scientifiche nel prossimo punto.

La Legge dell'Attrazione, nonostante il suo ampio seguito e la sua popolarità nella cultura moderna, è stata oggetto di numerose critiche e analisi, soprattutto da parte della comunità scientifica. Queste considerazioni si concentrano su vari aspetti, tra cui la mancanza di evidenze empiriche, la potenziale creazione di aspettative irrealistiche e la sua relazione con altre pratiche e credenze spirituali e filosofiche.

In primo luogo uno dei principali punti di critica riguarda la mancanza di prove scientifiche che sostengano la Legge dell'Attrazione. Mentre i sostenitori di questa filosofia affermano che i pensieri possono influenzare direttamente la realtà esterna, gli scienziati sostengono che non ci sono dati empirici solidi che dimostrino una correlazione diretta tra pensiero e manifestazione materiale. Questa discrepanza tra le affermazioni dei sostenitori e le evidenze scientifiche ha portato molti ricercatori a considerare la Legge dell'Attrazione più come una credenza pseudoscientifica che una teoria fondata su basi empiriche.

Un'altra critica comune è che la Legge dell'Attrazione può generare false speranze e aspettative irrealistiche. L'idea che basta pensare positivamente per ottenere ciò che si desidera può essere ingannevole, poiché ignora molti fattori esterni che influenzano la realtà, come le condizioni socioeconomiche, le circostanze personali e le leggi fisiche. Questa visione ottimistica, sebbene possa essere motivante, rischia di portare a delusioni e frustrazioni quando le aspettative non si avverano.

La Legge dell'Attrazione è stata anche criticata per il suo approccio eccessivamente individualistico e auto-centrato. Alcuni esperti sostengono che questa filosofia enfatizzi troppo il potere personale, trascurando il ruolo della comunità, della collaborazione e delle relazioni interpersonali nella realizzazione dei propri obiettivi.

Nonostante queste critiche, è importante notare che la Legge dell'Attrazione ha anche avuto un impatto positivo su molte persone. I suoi principi di pensiero positivo e visualizzazione possono essere utili strumenti per migliorare l'autostima, la motivazione e il benessere psicologico. Tuttavia, è fondamentale bilanciare questi aspetti con un approccio realistico e consapevole che tenga conto dei limiti e delle sfide della vita reale.

La Legge dell'Attrazione si inserisce in un più ampio contesto di credenze e pratiche spirituali e filosofiche. Nel prossimo segmento, esploreremo come questa filosofia si confronta e si differenzia da altri sistemi di pensiero, analizzando le somiglianze e le differenze con altre concezioni spirituali e filosofiche. Questo approccio comparativo ci permetterà di comprendere meglio la posizione unica della Legge dell'Attrazione nel panorama delle idee umane e di apprezzare sia le sue peculiarità che i suoi punti di contatto con altre tradizioni di pensiero.

Esplorare le differenze e le somiglianze tra la Legge dell'Attrazione e altri concetti spirituali e filosofici ci permette di collocare questa filosofia in un contesto più ampio, rivelando le sue intersezioni uniche con vari sistemi di pensiero. La Legge dell'Attrazione, con il suo focus sul pensiero positivo, visualizzazione e manifestazione, condivide alcuni elementi con altre filosofie, pur mantenendo caratteristiche distintive.

Innanzitutto la Legge dell'Attrazione e le filosofie orientali come il Buddhismo e l'Induismo presentano alcune similitudini. Entrambe enfatizzano l'importanza del pensiero interiore e la sua influenza sul mondo esterno. Nel Buddhismo, ad esempio, il concetto di karma riflette l'idea che le azioni e i pensieri di un individuo influenzano il suo futuro. Similmente, nella Legge dell'Attrazione, si sostiene che i pensieri positivi attirino esperienze positive. Tuttavia la Legge dell'Attrazione tende a concentrarsi maggiormente sull'ottenimento di beni materiali e successi personali, mentre le filosofie orientali spesso promuovono il distacco dai desideri materiali e l'illuminazione spirituale.

Analogamente, nel Cristianesimo e in altre religioni monoteiste, vi sono concetti simili alla Legge dell'Attrazione, come la fede e la preghiera che influenzano la realtà. Tuttavia queste tradizioni attribuiscono il controllo ultimo alla divinità, piuttosto che al potere individuale dei pensieri umani, come sostenuto dalla Legge dell'Attrazione.

D'altra parte la Legge dell'Attrazione differisce significativamente dal determinismo classico, che afferma che tutti gli eventi sono predeterminati da cause antecedenti e che la libertà umana è un'illusione. La Legge dell'Attrazione, invece, sostiene che gli individui hanno il potere di influenzare il proprio destino attraverso il pensiero consapevole.

La filosofia della Legge dell'Attrazione condivide anche alcuni aspetti con la psicologia positiva, una branca della psicologia che studia come le persone possono prosperare e vivere vite felici e significative. Entrambe enfatizzano l'importanza del pensiero positivo e dell'ottimismo. Tuttavia, mentre la psicologia positiva si basa su ricerche empiriche e si concentra sullo sviluppo personale e il benessere psicologico, la Legge dell'Attrazione adotta un approccio più metafisico e meno ancorato a dati empirici.

La connessione tra la Legge dell'Attrazione e la fisica quantistica è un'altra area di notevole interesse, ma anche di controversia. Alcuni sostenitori della Legge dell'Attrazione cercano di stabilire un legame tra i suoi principi e quelli della fisica quantistica, sostenendo che la coscienza e l'osservazione possono influenzare la realtà a livello quantistico. Questa associazione, tuttavia, è spesso criticata dagli scienziati per la mancanza di rigorosa base scientifica e per una comprensione superficiale dei principi della meccanica quantistica.

Mentre la Legge dell'Attrazione condivide alcuni temi con varie filosofie e pratiche spirituali, mantiene la sua unicità attraverso il suo particolare focus sul potere dei pensieri individuali nel manifestare la realtà. Queste somiglianze e differenze creano un panorama complesso e sfaccettato che ci guida verso il prossimo capitolo, dove approfondiremo le intersezioni tra i concetti della fisica quantistica e la Legge dell'Attrazione. Questa esplorazione ci permetterà di comprendere meglio come le idee della Legge dell'Attrazione si relazionano, si confrontano e a volte si scontrano con i principi della fisica moderna.

CAPITOLO 6: Intersezioni tra Fisica Quantistica e Legge dell'Attrazione

Nel capitolo precedente abbiamo esplorato in modo approfondito i fondamenti della Legge dell'Attrazione, un concetto che, pur essendo radicato in idee antiche, ha guadagnato popolarità nel mondo moderno. Abbiamo iniziato con un'analisi delle origini storiche e dello sviluppo della Legge dell'Attrazione, esaminando come sia stata influenzata e modellata da diverse correnti di pensiero nel corso dei secoli.

Successivamente abbiamo approfondito i principi fondamentali della Legge dell'Attrazione: il pensiero positivo, la visualizzazione e la manifestazione. Questi concetti sono stati esaminati non solo dal punto di vista della loro applicazione pratica, ma anche attraverso l'analisi di come vengono percepiti e interpretati in diverse culture e contesti.

La presenza e l'interpretazione della Legge dell'Attrazione nella letteratura e nella cultura popolare sono state poi esplorate, evidenziando come questo concetto sia penetrato profondamente nella cultura contemporanea. Questa sezione ha permesso di comprendere il vasto impatto e la risonanza della Legge dell'Attrazione oltre i confini della spiritualità e della filosofia personale.

Abbiamo anche affrontato le critiche e le considerazioni scientifiche riguardanti la Legge dell'Attrazione, valutando sia le prospettive scettiche che le difese. Questo ci ha fornito un quadro equilibrato delle discussioni in corso su questo argomento.

Il capitolo infine ha esplorato le differenze e le similitudini della Legge dell'Attrazione con altri concetti spirituali e filosofici, permettendoci di collocare la Legge dell'Attrazione in un contesto più ampio di idee e credenze.

Passando al presente capitolo, ci addentreremo nelle intriganti intersezioni tra la fisica quantistica e la Legge dell'Attrazione. Esploreremo concetti come il ruolo della coscienza e dell'osservatore nella fisica quantistica, le discussioni sulle connessioni tra meccanica quantistica e realtà manifestata, e analizzeremo teorie e ipotesi che cercano di collegare questi due mondi apparentemente diversi. Questo ci porterà infine a considerare criticamente i limiti dell'interpretazione quantistica della Legge dell'Attrazione, fornendo una visione più completa e complessa di come scienza e spiritualità possano interagire.

L'intersezione tra i concetti della fisica quantistica e la Legge dell'Attrazione è un argomento affascinante che attrae sia entusiasti del pensiero positivo sia appassionati di scienza. Questa area di studio tenta di trovare punti di contatto tra la rigorosa disciplina scientifica della fisica quantistica e la più metafisica Legge dell'Attrazione, che promuove l'idea che i pensieri e le emozioni possano influenzare direttamente la realtà materiale.

Uno dei concetti fondamentali della fisica quantistica che sembra risuonare con la Legge dell'Attrazione è il principio di sovrapposizione. Questo principio suggerisce che, a livello quantistico, le particelle possono esistere in molteplici stati contemporaneamente fino a quando non vengono misurate o osservate. Questo è stato illustrato nel famoso esperimento mentale del gatto di Schrödinger, dove un gatto in una scatola è allo stesso tempo vivo e morto fino a quando non viene osservato. Alcuni interpretano questo come un parallelo con la Legge dell'Attrazione, dove la realtà è fluida e può essere "fissata" o "creata" attraverso l'osservazione e l'intenzione.

Un altro concetto quantistico che viene spesso collegato alla Legge dell'Attrazione è l'entanglement quantistico, che descrive come particelle separate possano essere connesse in modo tale che lo stato di una influenzi immediatamente l'altra, indipendentemente dalla distanza. Questo fenomeno sfida la nostra comprensione della realtà spaziale e temporale e suggerisce un universo più interconnesso, un'idea che trova eco nella Legge dell'Attrazione, dove si afferma che tutto nell'universo è connesso e che i nostri pensieri possono influenzare eventi e circostanze ben oltre il nostro ambiente immediato.

La funzione d'onda in fisica quantistica, che descrive la probabilità di trovare una particella in un certo stato, offre un altro interessante parallelo. Alcuni interpreti della Legge dell'Attrazione affermano che i pensieri e le intenzioni agiscono come "funzioni d'onda" che collassano in realtà tangibili, similmente a come una funzione d'onda quantistica collassa in uno stato definito durante l'atto dell'osservazione.

Il principio di indeterminazione di Heisenberg, che stabilisce che non possiamo conoscere contemporaneamente con precisione la posizione e la velocità di una particella, è un altro concetto quantistico che riecheggia nell'idea della Legge dell'Attrazione che l'universo è fondamentalmente indeterminato e che il futuro può essere plasmato dai nostri pensieri e intenzioni.

Queste correlazioni, tuttavia, devono essere prese con cautela. Mentre la fisica quantistica è una scienza ben consolidata e supportata da ampie evidenze sperimentali, l'applicazione dei suoi principi al mondo macroscopico della realtà quotidiana e ai concetti metafisici come la Legge dell'Attrazione rimane un'area di grande dibattito e speculazione. Le teorie che cercano di collegare direttamente la fisica quantistica alla Legge dell'Attrazione sono spesso criticate per una mancanza di rigoroso fondamento scientifico e per una comprensione superficiale dei principi quantistici.

Ci sono interessanti parallelismi concettuali tra la fisica quantistica e la Legge dell'Attrazione, è importante riconoscere i limiti e le differenze di queste due aree di pensiero. Questa discussione ci conduce naturalmente al ruolo della coscienza e dell'osservatore nella fisica quantistica, un argomento che approfondiremo nelle prossimo righe, esplorando come la comprensione della coscienza e dell'osservazione nel contesto quantistico possa offrire ulteriori spunti per comprendere la potenziale intersezione tra questi due affascinanti campi.

Il ruolo della coscienza e dell'osservatore nella fisica quantistica rappresenta uno degli argomenti più intriganti e dibattuti nell'ambito della scienza moderna. Questo tema, fondamentale per comprendere le intersezioni tra fisica quantistica e la Legge dell'Attrazione, ci catapulta in un territorio dove la fisica incontra la filosofia e dove le implicazioni teoriche sfidano la nostra comprensione della realtà.

La meccanica quantistica, fin dalla sua nascita, ha messo in discussione l'idea di una realtà oggettiva e indipendente dall'osservatore. Nelle sue formulazioni più radicali, suggerisce che la realtà non è completamente definita fino a quando non viene osservata. Questo concetto è incarnato nel celebre esperimento mentale del gatto di Schrödinger, dove la condizione del gatto - vivo o morto - rimane indeterminata fino all'atto dell'osservazione. Questa idea ha profonde implicazioni per il concetto di coscienza: se l'osservazione influisce sulla realtà a un livello quantistico, la coscienza dell'osservatore potrebbe avere un ruolo determinante nella formazione della realtà fisica.

Approfondendo, incontriamo l'interpretazione di Copenaghen della meccanica quantistica, che propone che le particelle esistano in tutte le loro possibili posizioni fino al momento della misurazione. In questo contesto, la coscienza dell'osservatore non solo rileva ma anche "crea" la realtà, selezionando una delle molteplici possibilità. Tuttavia, questa interpretazione non è universalmente accettata e continua a essere oggetto di ampio dibattito.

L'idea che la coscienza possa influenzare la realtà a livello quantistico trova una sorta di eco nelle teorie della Legge dell'Attrazione, che sostengono che i pensieri e le intenzioni possano influenzare il mondo fisico. Sebbene le basi scientifiche di questa affermazione siano ampiamente discusse, l'interazione tra coscienza e realtà fisica rimane un campo fertile per la speculazione e la ricerca.

Un'area di ricerca particolarmente interessante è l'effetto dell'osservatore, dove sembra che la presenza o la conoscenza dell'osservatore possa alterare l'esito di un esperimento. Questo fenomeno, osservato in vari esperimenti quantistici, solleva domande fondamentali su come la consapevolezza e l'attenzione possano influenzare il mondo fisico.

La questione diventa ancora più complessa quando consideriamo la teoria dei molti mondi di Hugh Everett, che propone l'esistenza di un numero infinito di universi paralleli per ogni possibilità quantistica. In questo scenario, la coscienza dell'osservatore diventa un fattore di navigazione attraverso questi molteplici universi, suggerendo un legame ancora più profondo tra percezione e realtà.

Questo intricato intreccio tra coscienza e realtà quantistica apre la strada a discussioni più ampie, che esploreremo nel prossimo punto, riguardanti le connessioni tra la meccanica quantistica e la realtà manifestata. Analizzeremo come le teorie attuali e le ipotesi speculative cercano di collegare le osservazioni scientifiche alla nostra esperienza quotidiana, cercando di comprendere se e come i principi della fisica quantistica possano effettivamente influenzare la realtà che viviamo e percepiamo.

Esplorare le connessioni tra la meccanica quantistica e la realtà manifestata ci porta in un territorio che oscilla tra la scienza rigorosa e le interpretazioni più speculative. Questa area di studio affronta una delle domande più fondamentali dell'esistenza umana: in che modo le leggi che governano il microcosmo quantistico influenzano la nostra realtà quotidiana, quella che vediamo, tocchiamo e viviamo?

La meccanica quantistica, con le sue particolarità come l'entanglement, la sovrapposizione e l'indeterminazione, descrive un universo a livello subatomico che sembra sfidare il senso comune. Uno degli aspetti più affascinanti è il modo in cui queste particelle quantistiche esistono in stati di sovrapposizione, assumendo multiple realtà potenziali fino all'atto dell'osservazione. Questo principio ha portato alcuni a speculare su come la realtà a livello macroscopico potrebbe essere influenzata da questi fenomeni.

Un campo di indagine importante è il modo in cui la coscienza umana e la percezione potrebbero interagire con questi fenomeni quantistici. Alcune teorie propongono che la coscienza possa essere un fattore determinante nella "scelta" di una realtà tra le molteplici potenzialità quantistiche. Questa idea trova un terreno fertile nella Legge dell'Attrazione, che sostiene che i pensieri e le intenzioni possano influenzare la realtà fisica. Tuttavia bisogna sottolineare che queste teorie non sono ampiamente accettate nella comunità scientifica mainstream, dato che mancano di prove empiriche concrete.

Un altro aspetto intrigante è il concetto di entanglement quantistico, che suggerisce che due particelle possano essere così profondamente connesse da influenzarsi a prescindere dalla distanza. Questa straordinaria caratteristica ha portato alcuni a riflettere su possibili paralleli con la connessione umana a livello di pensieri e sentimenti, sebbene tali connessioni rimangano al momento puramente speculative e senza sostegno scientifico.

La questione della realtà manifestata si intreccia anche con la discussione sull'interpretazione della meccanica quantistica. L'interpretazione di Copenaghen, ad esempio, suggerisce una realtà probabilistica, dove la certezza è sostituita da probabilità fino all'atto dell'osservazione. Alcuni hanno interpretato questo come un indicatore che la realtà stessa potrebbe essere influenzata o addirittura creata dalla percezione e dalla coscienza.

In questo contesto, si inseriscono anche le teorie alternative come quella dei molti mondi, che propone l'esistenza di un numero infinito di universi paralleli per ogni possibilità quantistica. Questa teoria fornisce una visione radicalmente diversa della realtà, suggerendo che ogni decisione o evento porta alla creazione di un nuovo universo.

E' tuttavia cruciale sottolineare che molte di queste idee rimangono nell'ambito della speculazione filosofica e non sono ancora pienamente sostenute da prove scientifiche. La sfida sta nel collegare queste idee astratte con la realtà tangibile che esperiamo ogni giorno.

La meccanica quantistica continua a sfidare la nostra comprensione della realtà, la connessione tra i fenomeni quantistici e la realtà manifestata rimane un argomento aperto, ricco di potenzialità ma anche di controversie. Approfondiremo ora le teorie e le ipotesi che cercano di collegare la fisica quantistica con la Legge dell'Attrazione, esplorando le loro basi scientifiche e le implicazioni per la nostra comprensione della realtà.

La connessione tra la fisica quantistica e la Legge dell'Attrazione è un argomento che ha stimolato tanto interesse quanto dibattito. Alcuni teorici e appassionati sostengono che i principi della meccanica quantistica possono fornire una base scientifica per spiegare come la Legge dell'Attrazione funzioni a livello universale. E' importante sottolineare che queste teorie si trovano spesso al confine tra la scienza rigorosa e la speculazione filosofica.

Uno dei principali concetti esplorati in questo contesto è l'idea della realtà come fenomeno probabilistico, derivante dall'interpretazione di Copenaghen della meccanica quantistica. Secondo questa visione, il mondo a livello quantistico è governato da probabilità piuttosto che da certezze assolute. Alcuni interpretano questo come un indicatore che i pensieri e le intenzioni potrebbero influenzare la probabilità degli eventi, una nozione centrale nella Legge dell'Attrazione.

Un altro aspetto discusso è il ruolo dell'osservatore nella fisica quantistica. La meccanica quantistica suggerisce che la misurazione o l'osservazione di una particella può influenzare il suo stato. Questa idea è stata estesa da alcuni per suggerire che la coscienza umana possa influenzare la realtà a livello quantistico, portando alla manifestazione di specifici risultati o eventi. E' essenziale notare che queste interpretazioni sono oggetto di dibattiti accesi e non sono universalmente accettate nella comunità scientifica.

L'entanglement quantistico, un fenomeno dove particelle separate fisicamente sembrano influenzarsi istantaneamente a distanza, è un altro punto di interesse. Questo fenomeno straordinario ha portato alcuni a speculare su una possibile interconnessione tra tutti gli elementi dell'universo, una prospettiva che si allinea con alcune interpretazioni più spirituali della Legge dell'Attrazione.

La teoria dei molti mondi, che postula l'esistenza di un numero infinito di universi paralleli, è stata anch'essa collegata alla Legge dell'Attrazione. Secondo questa teoria, ogni decisione crea un nuovo universo; di conseguenza, alcune interpretazioni suggeriscono che possiamo "scegliere" la realtà in cui viviamo attraverso i nostri pensieri e le nostre azioni.

Nonostante l'entusiasmo di alcuni sostenitori, è fondamentale riconoscere che queste teorie rimangono al momento speculative e non hanno una solida base empirica nella scienza quantistica convenzionale. Molti scienziati mettono in guardia contro l'uso improprio dei principi della fisica quantistica per giustificare concetti che sono al di fuori del dominio scientifico.

In conclusione le connessioni tra la fisica quantistica e la Legge dell'Attrazione offrono un campo intrigante per l'esplorazione teorica, rimangono al momento un territorio largamente non verificato e oggetto di dibattiti. Qui di seguito esamineremo le considerazioni critiche e i limiti dell'interpretazione quantistica della Legge dell'Attrazione, fornendo una visione più equilibrata e critica di questo argomento controverso.

L'interesse crescente nel legare la fisica quantistica alla Legge dell'Attrazione ha portato con sé un'ondata di speculazioni e teorie, molte delle quali sono state accolte con scetticismo e critica da parte della comunità scientifica. Questo capitolo esamina criticamente le affermazioni sull'intersezione tra questi due campi, evidenziando i limiti e le sfide nell'applicazione dei principi quantistici a concetti come la Legge dell'Attrazione.

In primo luogo è fondamentale distinguere la scienza solida dalla pseudoscienza. La fisica quantistica è una disciplina rigorosa, basata su esperimenti controllati, ripetibili e su teorie matematicamente formalizzate. La Legge dell'Attrazione, d'altra parte, spesso si basa su aneddoti e testimonianze personali, che non offrono la stessa robustezza di prova. La mancanza di metodologie scientifiche rigorose nelle affermazioni che collegano la fisica quantistica alla Legge dell'Attrazione è un punto di critica significativo.

Un'altra considerazione importante riguarda l'interpretazione e l'applicazione dei concetti quantistici. La meccanica quantistica opera a scale subatomiche, e non è chiaro come i suoi principi possano essere applicati direttamente a livello macroscopico della realtà quotidiana, dove la Legge dell'Attrazione presumibilmente opera. Molti fisici sostengono che tentare di estendere questi principi a scale maggiori può portare a conclusioni errate e fuorvianti.

Inoltre la comprensione della coscienza nel contesto della fisica quantistica è ancora un tema di ricerca attiva e dibattito. Mentre alcuni teorici suggeriscono che la coscienza possa giocare un ruolo nell'influenzare la realtà quantistica, questa idea rimane ipotetica e non è sostenuta da prove sperimentali concrete. La coscienza è un fenomeno complesso, e ridurla a un semplice agente di cambiamento nel mondo quantistico è una semplificazione eccessiva.

La tendenza a interpretare liberamente fenomeni quantistici come l'entanglement o l'effetto dell'osservatore per sostenere la Legge dell'Attrazione è un altro punto di contenzione. Questi concetti sono spesso distorti o estrapolati oltre i loro significati scientifici accettati. Per esempio, l'entanglement quantistico, pur essendo un fenomeno reale e verificabile, non implica una connessione diretta tra pensiero umano e realtà fisica.

La fisica quantistica presenta aspetti affascinanti e a volte misteriosi, l'uso di questi principi per sostenere la Legge dell'Attrazione richiede cautela e rigore scientifico. La speculazione senza basi empiriche solide rischia di minare sia la validità scientifica della fisica quantistica che la credibilità della Legge dell'Attrazione come filosofia di vita.

Queste considerazioni aprono la strada al prossimo capitolo, che esplora studi e ricerche sull'impatto della coscienza e dell'intenzione, dove verranno discusse panoramiche degli studi sulla coscienza nell'ambito della fisica quantistica, esperimenti sull'effetto dell'intenzione sulla realtà fisica e teorie sulla coscienza come campo quantistico. Questa analisi offrirà una comprensione più approfondita delle interazioni tra coscienza, intenzione e realtà, e permetterà di valutare criticamente l'attuale stato della ricerca in questi ambiti stimolanti e provocatori.

CAPITOLO 7: Studi e Ricerche sull'Impatto della Coscienza e dell'Intenzione

Il capitolo precedente del nostro libro ha esplorato in profondità le intersezioni tra la fisica quantistica e la Legge dell'Attrazione, una fusione di concetti che solleva questioni intriganti sulla realtà e la coscienza. Abbiamo iniziato esaminando come alcuni principi della fisica quantistica, come l'entanglement e l'effetto dell'osservatore, si intrecciano con le idee centrali della Legge dell'Attrazione. Questa analisi ha portato a una discussione sul ruolo della coscienza e dell'osservatore nel contesto quantistico, evidenziando come la nostra percezione e intenzione possano influenzare la realtà a un livello fondamentale.

Abbiamo poi esplorato varie teorie e ipotesi che cercano di collegare la meccanica quantistica con la realtà manifestata, esaminando come queste idee si inseriscano nel contesto più ampio della Legge dell'Attrazione. Tuttavia, abbiamo anche affrontato le critiche e i limiti di queste interpretazioni quantistiche, mettendo in luce come l'entusiasmo per queste teorie debba essere bilanciato con un rigoroso approccio scientifico.

Questo capitolo ha gettato le basi per il nostro prossimo argomento di discussione: gli studi e le ricerche sull'impatto della coscienza e dell'intenzione. Nel presente capitolo ci addentreremo in una panoramica degli studi sulla coscienza nel contesto della fisica quantistica, esplorando come la nostra comprensione della realtà possa essere influenzata e plasmata dalla mente e dall'intenzione umana. Questa esplorazione ci porterà attraverso vari esperimenti e teorie, aprendo nuove prospettive sulla nostra interazione con l'universo.

L'indagine sulla coscienza nell'ambito della fisica quantistica rappresenta un campo di studio intrigante, in cui si incrociano la scienza, la filosofia e persino la spiritualità. Questo capitolo offre una panoramica degli studi e delle teorie che esplorano il ruolo e l'influenza della coscienza nel contesto della meccanica quantistica, delineando il modo in cui questo campo di indagine ha evoluto la nostra comprensione della realtà.

Inizialmente la fisica quantistica si concentrava esclusivamente sui fenomeni fisici a scala subatomica, senza considerare la coscienza. Tuttavia con il passare del tempo, sono emerse teorie e interpretazioni che suggeriscono un possibile legame tra la coscienza e il mondo quantistico. Uno degli aspetti più discussi è l'interpretazione del ruolo dell'osservatore nei fenomeni quantistici. Secondo alcune interpretazioni, l'atto dell'osservazione sembra influenzare l'esito di esperimenti quantistici, come dimostrato dall'esperimento della doppia fenditura. Questo ha portato alcuni scienziati a speculare sull'idea che la coscienza possa in qualche modo essere intrecciata con la realtà fisica a livello quantistico.

Un altro aspetto fondamentale in questo campo di ricerca è la teoria dell'entanglement quantistico, che suggerisce l'esistenza di connessioni istantanee tra particelle separate spazialmente. Sebbene questa teoria non implichi direttamente la coscienza, ha stimolato il dibattito su come la mente possa interagire o essere collegata a livello quantistico, suggerendo un universo più interconnesso di quanto precedentemente immaginato.

Alcuni studiosi hanno esplorato la possibilità che la coscienza stessa possa essere un fenomeno quantistico. Queste teorie propongono che il cervello operi non solo a livello biochimico, ma anche attraverso processi quantistici, che potrebbero spiegare alcune delle sue funzioni più enigmatiche, come la percezione e la consapevolezza. Tuttavia queste teorie sono ancora in fase di sviluppo e richiedono ulteriori ricerche e conferme sperimentali.

È importante sottolineare che queste teorie, benché affascinanti, rimangono altamente speculative e non universalmente accettate nella comunità scientifica. La sfida principale è quella di costruire un ponte tra le leggi quantistiche, che governano il mondo subatomico, e la coscienza, un fenomeno che al momento non ha una spiegazione o una definizione chiara nel contesto della fisica. Inoltre, la difficoltà di condurre esperimenti che possano collegare in modo definitivo la coscienza con la fisica quantistica rende questo campo di studio particolarmente complesso e aperto a interpretazioni diverse.

Gli studi sulla coscienza nell'ambito della fisica quantistica aprono nuove prospettive su come potremmo comprendere il legame tra mente e materia. Sebbene quest'area di ricerca sia ancora agli albori, e le teorie siano spesso oggetto di dibattito e controversia, la loro esplorazione può offrire intuizioni preziose sulla natura della realtà e sul nostro posto nell'universo. Questa panoramica fornisce il contesto necessario per esaminare più da vicino gli esperimenti e le ricerche sull'effetto dell'intenzione sulla realtà fisica, argomento del prossimo capitolo, che indagherà come la coscienza e l'intenzione possano influenzare concretamente il mondo che ci circonda.

Il concetto che l'intenzione umana possa influenzare la realtà fisica si inscrive in una sfera di ricerca che mescola la fisica quantistica con indagini sulla coscienza. Questo ambito, oggetto di ampio dibattito e controversia, rappresenta il fulcro di ciò di cui andremo adesso a parlare.

L'esplorazione di come l'intenzione umana possa influenzare la realtà fisica si basa sull'idea che la coscienza non sia un semplice prodotto passivo del cervello, ma un attore influente nel mondo fisico. Questa prospettiva trova le sue radici nelle teorie della fisica quantistica, dove l'osservazione sembra giocare un ruolo cruciale nella determinazione dello stato di un sistema. Gli esperimenti in questo campo, come l'esperimento della doppia fenditura, hanno mostrato come la misurazione o l'osservazione possano influenzare l'esito degli eventi a livello quantistico.

Nel contesto di questi studi, alcuni ricercatori hanno postulato che l'intenzione umana possa agire in maniera simile. Hanno condotto esperimenti per verificare se la pura intenzione, indipendentemente da azioni fisiche, possa influenzare esiti in sistemi quantistici controllati. Questi esperimenti variano notevolmente in termini di metodologia e di risultati, con alcuni che riportano effetti minimi o inesistenti, mentre altri suggeriscono risultati che non possono essere facilmente spiegati dai modelli scientifici convenzionali.

Un esempio notevole in questo ambito è l'esperimento di intenzione a distanza, dove i partecipanti cercano di influenzare, con la sola forza del pensiero, i sistemi fisici collocati in luoghi lontani. Alcuni di questi esperimenti hanno utilizzato generatori di numeri casuali e hanno registrato deviazioni statisticamente significative dai risultati attesi, suggerendo una possibile influenza dell'intenzione umana.

Al di là degli esperimenti specifici, questa area di ricerca solleva questioni fondamentali sulla natura della realtà e il ruolo della coscienza in essa. Se l'intenzione può effettivamente influenzare la realtà fisica, questo implicherebbe un modello di universo in cui mente e materia non sono entità separate, ma intrecciate in un tessuto comune di realtà. Questa visione si discosta significativamente dai paradigmi scientifici tradizionali, che tendono a considerare la coscienza come un fenomeno emergente del funzionamento cerebrale, non come un agente capace di influenzare direttamente la materia.

La ricerca in questo campo è lontana dall'essere conclusiva. Molti studi soffrono di limitazioni metodologiche, come campioni di piccole dimensioni o mancanza di ripetibilità. Inoltre l'interpretazione dei risultati è spesso oggetto di dibattiti accesi, con scettici che suggeriscono spiegazioni alternative basate sulla casualità, sul bias cognitivo o su errori sperimentali.

Nonostante queste controversie, la ricerca sugli effetti dell'intenzione sulla realtà fisica costituisce un ponte intrigante tra la fisica quantistica e lo studio della coscienza. Questa indagine ci conduce al prossimo argomento del capitolo: l'ipotesi della coscienza come campo quantistico. Esaminando questa teoria, ci addentriamo in un territorio ancora più speculativo, dove la coscienza viene concepita non solo come influente, ma come un elemento fondamentale e pervasivo dell'universo stesso.

La concezione della coscienza come un campo quantistico rappresenta uno dei più audaci e stimolanti sviluppi nel confine tra fisica quantistica e studi sulla coscienza. Questa teoria si addentra in un territorio inesplorato dove la coscienza è vista non solo come un prodotto emergente del cervello, ma come un elemento intrinseco e fondamentale dell'universo, operante a livello quantistico.

L'idea di un campo quantistico della coscienza si basa sull'assunto che la coscienza possa essere una proprietà fondamentale dell'universo, simile a forze come la gravità o l'elettromagnetismo. Secondo questa visione, la coscienza non emerge semplicemente dalla complessità del cervello, ma è piuttosto un elemento basilare della realtà, che interagisce con la materia a livello quantistico. Questo approccio cerca di risolvere alcuni degli enigmi più profondi della scienza: come emerge la coscienza dalla materia e quale sia il suo ruolo nell'universo.

I sostenitori di questa teoria si appoggiano a vari aspetti della fisica quantistica, in particolare al principio di sovrapposizione e all'entanglement quantistico. Sostengono che, se la coscienza è un fenomeno quantistico, allora potrebbe interagire con altre particelle a distanza, influenzando la realtà in modi che sfuggono ai limiti della fisica classica. Questo potrebbe, per esempio, fornire una spiegazione per i fenomeni di percezione extrasensoriale o per l'effetto dell'intenzione sulla realtà fisica, come esplorato nella sezione precedente.

Una delle più intriganti implicazioni di questa teoria è l'idea che la coscienza possa esistere indipendentemente dal cervello. Alcuni teorici hanno suggerito che, se la coscienza è un campo quantistico, potrebbe teoricamente persistere dopo la morte del corpo fisico. Questo apre la porta a concetti come la vita dopo la morte o la reincarnazione, visti sotto una nuova luce scientifica.

Questa teoria affronta sfide significative sia a livello teorico che empirico. Dal punto di vista scientifico, la teoria della coscienza come campo quantistico manca ancora di un solido supporto sperimentale. Molti scienziati sono scettici riguardo alla possibilità di testare empiricamente queste idee, data la difficoltà di isolare e misurare fenomeni coscienti in un contesto quantistico.

La teoria si scontra con la comprensione attuale del cervello e della coscienza. La scienza neurologica ha accumulato ampie evidenze che collegano la coscienza alle attività neurali specifiche del cervello. Questo pone la domanda: se la coscienza è un campo quantistico, come interagisce con il cervello fisico?

Nonostante queste difficoltà, la teoria della coscienza come campo quantistico rimane un'area di ricerca affascinante. Essa rappresenta un tentativo di unificare due dei più grandi misteri della scienza - la natura della coscienza e le peculiarità della fisica quantistica - in un unico quadro teorico.

Le implicazioni di questa teoria, se mai dimostrate, sarebbero rivoluzionarie. Non solo cambierebbero la nostra comprensione della coscienza e della realtà, ma avrebbero anche profonde ripercussioni sulla filosofia, sulla spiritualità e sulla visione dell'esistenza umana. La prossima sezione esplorerà più a fondo queste implicazioni, esaminando come i risultati della ricerca in questo campo potrebbero riscrivere il nostro modo di vedere il mondo.

Esploriamo ora le profonde implicazioni dei risultati di ricerca sull'interazione tra coscienza, intenzione e realtà fisica, ponendo particolare attenzione a come questi studi influenzano la nostra comprensione della realtà. Questo campo di indagine, situato all'intersezione tra fisica quantistica e studi sulla coscienza, ha il potenziale di riscrivere radicalmente non solo la scienza, ma anche la nostra visione del mondo e del nostro posto in esso.

In primo luogo se l'ipotesi che la coscienza possa influenzare direttamente la realtà fisica trovasse conferma, dovremmo rivalutare il concetto di realtà stessa. In un universo dove la coscienza gioca un ruolo attivo, la realtà potrebbe non essere più considerata come qualcosa di esterno e indipendente dalla nostra percezione, ma piuttosto come un tessuto dinamico che risponde in qualche modo alle nostre intenzioni e pensieri.

Un altro aspetto fondamentale riguarda la comprensione del tempo e dello spazio. La fisica quantistica ha già mostrato che queste nozioni possono comportarsi in modi non intuitivi a livelli microscopici. L'inclusione della coscienza in questo quadro potrebbe portare a nuove intuizioni su come tempo e spazio siano percepiti e influenzati dalla mente umana, sfidando ulteriormente il nostro senso della realtà.

Dal punto di vista della scienza e della tecnologia, l'accettazione di un'interazione tra coscienza e realtà fisica potrebbe aprire la strada a nuove forme di tecnologia basate sull'intenzione e sulla manipolazione della coscienza. Tali sviluppi potrebbero avere applicazioni che vanno dalla guarigione medica all'ingegneria dei materiali, e persino influenzare il modo in cui interagiamo con i dispositivi elettronici.

Sul piano personale e sociale, la conferma dell'impatto della coscienza sulla realtà avrebbe implicazioni profonde per la nostra autopercezione e per il modo in cui interagiamo con gli altri e con l'ambiente. La responsabilità individuale e collettiva per i nostri pensieri e intenzioni potrebbe assumere una nuova dimensione, influenzando la morale, l'etica e le pratiche spirituali.

In termini di salute e benessere, l'idea che la mente possa influenzare direttamente il corpo avrebbe implicazioni rivoluzionarie per la medicina. Potrebbe portare a nuovi trattamenti basati sulla mente per malattie fisiche e psicologiche, e potenziare l'efficacia di tecniche quali la meditazione e la visualizzazione nella promozione della salute.

A livello cosmologico, l'interazione tra coscienza e realtà fisica potrebbe fornire nuovi modelli per comprendere fenomeni come la nascita dell'universo e la formazione delle strutture cosmiche. Se la coscienza è una parte integrante dell'universo, allora la sua evoluzione potrebbe essere intrecciata con l'evoluzione dell'universo stesso.

Nonostante il potenziale rivoluzionario di queste ricerche, è importante procedere con cautela. La scienza richiede rigore e obiettività, e molti degli studi in questo campo sono ancora nelle fasi iniziali e soggetti a intensi dibattiti e critiche. Di seguito si esplorerà queste critiche e i limiti degli studi sulla coscienza e l'intenzione in ambito quantistico, fornendo una valutazione bilanciata e critica delle ricerche e delle loro potenziali conseguenze.

Affrontiamo adesso un tema cruciale e spesso trascurato nel dibattito sui legami tra coscienza, intenzione e realtà fisica: le critiche e i limiti degli studi in questo ambito. Questo argomento è fondamentale per mantenere un approccio equilibrato e scientifico, evitando di cadere in facili entusiasmi o in interpretazioni ingiustificate dei dati.

Innanzitutto uno dei principali argomenti di critica è la mancanza di ripetibilità e rigore metodologico in molti degli esperimenti che esplorano l'influenza della coscienza sulla realtà fisica. La scienza, per sua natura, richiede che gli esperimenti possano essere ripetuti con risultati consistenti da parte di diversi ricercatori. Molti studi in questo campo hanno mostrato risultati variabili o non replicabili, sollevando dubbi sulla loro validità.

Un altro punto di critica riguarda la tendenza a trarre conclusioni eccessive da dati limitati o ambigui. Alcuni ricercatori hanno proposto teorie ampie e rivoluzionarie basate su esperimenti di piccola scala o su dati aneddotici, che non sono sufficienti per supportare affermazioni di così grande portata. Questo eccesso di interpretazione può portare a fraintendimenti e a una cattiva rappresentazione della scienza e delle sue conclusioni.

Inoltre vi è la questione della selezione e interpretazione soggettiva dei dati. In alcuni casi i ricercatori potrebbero essere inclini a interpretare i risultati in modo che corrispondano alle loro aspettative o teorie preesistenti, un fenomeno noto come bias di conferma. Questo può portare a una distorsione della realtà scientifica e a una mancata considerazione di spiegazioni alternative o più plausibili.

Un altro limite importante riguarda la sfida di integrare queste teorie con il quadro scientifico esistente. Molti dei concetti proposti da questi studi sono difficili da conciliare con le attuali conoscenze in fisica, biologia e neuroscienze. Questo non significa che siano necessariamente errati, ma indica la necessità di un ulteriore approfondimento e di una maggiore integrazione con le conoscenze scientifiche consolidate.

E' cruciale considerare le implicazioni etiche e sociali di queste ricerche. L'idea che la coscienza possa influenzare direttamente la realtà fisica solleva questioni profonde riguardanti la responsabilità individuale, il potenziale per l'abuso di queste conoscenze, e le conseguenze sulla salute mentale e fisica degli individui. È fondamentale che la ricerca in questo campo proceda con un'attenta considerazione di questi aspetti.

Gli studi sull'impiego della coscienza e dell'intenzione nell'ambito quantistico presentano possibilità intriganti e potenzialmente rivoluzionarie, è essenziale procedere con cautela, rigore scientifico e un approccio critico. Il passaggio al prossimo capitolo, che si focalizza su "Esercizi Pratici per Applicare la Legge dell'Attrazione nella Vita Quotidiana", rappresenta un'opportunità per esplorare come questi concetti possano essere applicati in modo pratico e concreto, pur mantenendo un approccio equilibrato e basato sull'evidenza.

CAPITOLO 8: Esercizi Pratici per Applicare la Legge dell'Attrazione nella Vita Quotidiana

Il capitolo precedente ha offerto un'approfondita esplorazione degli studi e delle ricerche sull'impatto della coscienza e dell'intenzione, esaminando in particolare il loro ruolo nel contesto della fisica quantistica. Abbiamo iniziato con una panoramica degli studi sulla coscienza, considerando come essa possa influenzare e interagire con la realtà fisica da una prospettiva quantistica. Questo approccio ha gettato luce sull'idea che la coscienza non sia un fenomeno passivo, ma un attivo partecipante nella formazione della realtà.

Abbiamo poi esplorato esperimenti e ricerche sull'effetto dell'intenzione sulla realtà fisica, scoprendo come l'intenzione consapevole possa avere effetti misurabili sul mondo materiale. Questa sezione ha fornito esempi concreti di come l'intenzione e la coscienza possano essere più che semplici prodotti della materia, suggerendo una connessione più profonda tra mente e realtà.

In seguito si è indagato le teorie che presentano la coscienza come un campo quantistico, esplorando l'idea che la coscienza possa operare in modi che riflettono le proprietà dei sistemi quantistici, come l'entanglement e la non-località. Questo ha offerto una prospettiva rivoluzionaria sulla natura della coscienza e sulla sua possibile universalità.

Il capitolo ha proseguito con un'analisi delle implicazioni dei risultati di queste ricerche sulla nostra comprensione della realtà. Abbiamo esplorato come questi studi sfidino le nostre concezioni tradizionali di spazio, tempo e materia, aprendo nuove possibilità per comprendere la realtà attraverso il prisma della coscienza e dell'intenzione.

Abbiamo anche affrontato le critiche e i limiti degli studi sulla coscienza e l'intenzione in ambito quantistico. Questa sezione ha fornito un equilibrio critico, riconoscendo le sfide metodologiche e filosofiche che questi studi devono affrontare e la necessità di ulteriori ricerche e comprensioni più profonde.

Questo approccio complesso e multiforme ai temi della coscienza e dell'intenzione ci conduce ora al Capitolo 8, dove ci concentreremo su applicazioni pratiche e tecniche concrete. In questo nuovo capitolo si esplorerà come possiamo utilizzare la nostra comprensione della coscienza e dell'intenzione per applicare la Legge dell'Attrazione nella vita quotidiana, offrendo esercizi pratici e strategie per manifestare i nostri desideri e obiettivi.

A tal proposito vediamo come, nel contesto della Legge dell'Attrazione, la visualizzazione emerge quale tecnica fondamentale per la manifestazione degli obiettivi. Questa pratica non si limita a un mero esercizio di immaginazione; piuttosto, si radica in una comprensione profonda di come la mente e l'emozione possano influenzare la nostra realtà. Nell'espandere questo concetto, è cruciale esaminare come la visualizzazione si integri con le dinamiche della coscienza e con la percezione della realtà, argomenti esplorati nei capitoli precedenti del libro.

La visualizzazione, in termini semplici, è il processo di creare immagini mentali chiare e dettagliate di ciò che si desidera realizzare. Questa pratica si basa sull'idea che l'immaginare vivacemente un obiettivo possa contribuire a renderlo realtà. È una tecnica radicata in varie tradizioni spirituali e filosofiche e ha trovato applicazione in numerosi campi, dalla psicologia dello sport alla terapia.

Per comprendere l'efficacia della visualizzazione, è fondamentale esaminare il ruolo della mente subconscia. La mente subconscia, a differenza della mente conscia, non distingue tra realtà e immaginazione. Quando visualizziamo un obiettivo con intensità emotiva, la mente subconscia può iniziare a lavorare per allineare le nostre azioni e reazioni in modo da avvicinarci a quello stato immaginato. Questo processo è supportato da ricerche in neuroscienza che dimostrano come la visualizzazione possa influenzare le reti neuronali in modi simili all'esperienza reale.

Un aspetto fondamentale della visualizzazione è la chiarezza dell'immagine mentale. Più dettagliata e vivida è l'immagine, più forte sarà l'impatto sulla mente subconscia. Questo include non solo la visualizzazione delle immagini, ma anche la coinvolgimento delle sensazioni, delle emozioni e persino dei suoni associati all'obiettivo desiderato. Questo approccio olistico assicura che la visualizzazione non sia solo un esercizio mentale, ma un'esperienza coinvolgente che abbraccia tutti gli aspetti della persona.

Oltre alla chiarezza, la costanza è un altro elemento vitale. La pratica regolare della visualizzazione contribuisce a rafforzare le connessioni neurali associate a quelle immagini e obiettivi, rendendo più probabile la loro manifestazione. È come creare un solco profondo nella mente, dove i pensieri e le azioni sono naturalmente guidati verso l'obiettivo immaginato.

La visualizzazione non opera isolata; è integrata con altre pratiche e teorie discusse nei capitoli precedenti. Per esempio, si collega alla teoria dei molti mondi nella meccanica quantistica, dove si potrebbe immaginare che ogni visualizzazione sia un ponte verso un universo parallelo in cui l'obiettivo è già realtà. Inoltre, è coerente con l'idea della decoerenza quantistica, suggerendo che mantenere un focus mentale chiaro può aiutare a 'collassare' le possibilità quantistiche nella realtà desiderata.

La visualizzazione è più di una semplice tecnica di pensiero positivo. È un approccio integrato che si fonde con profonde comprensioni della mente, della coscienza e delle leggi della fisica quantistica. Mentre il capitolo successivo esplorerà come la meditazione può essere utilizzata per allinearsi con la Legge dell'Attrazione, è importante riconoscere che la visualizzazione è un tassello fondamentale in questo puzzle, agendo come un potente strumento per la trasformazione della nostra realtà interna ed esterna.

Nel cuore della pratica della Legge dell'Attrazione, troviamo la meditazione, un'antica disciplina che trascende le barriere culturali e temporali. La meditazione non è solo un mezzo per raggiungere la tranquillità mentale, ma si rivela fondamentale nell'allineare l'individuo con i principi della Legge dell'Attrazione. In questo capitolo, esploreremo come l'utilizzo consapevole della meditazione può intensificare e guidare l'attivazione della Legge dell'Attrazione nella vita quotidiana.

La meditazione nella sua essenza, è un'attività di introspezione e di focalizzazione della mente. Consente di raggiungere uno stato di calma e centratura che è cruciale per allinearsi con le proprie intenzioni e desideri. In questo stato l'individuo è più ricettivo e può connettersi più profondamente con l'universo e le sue leggi, inclusa la Legge dell'Attrazione. Questa connessione è fondamentale per manifestare ciò che desideriamo nella nostra vita.

Il primo passo nella meditazione per la Legge dell'Attrazione è la creazione di uno spazio tranquillo e senza distrazioni. Questo ambiente favorisce la concentrazione e aiuta l'individuo a distaccarsi dalle preoccupazioni quotidiane. Una volta raggiunto uno stato di quiete, si può iniziare a focalizzare la mente sulle proprie intenzioni. Questo processo non è solo un atto di pensiero, ma una profonda immersione emotiva e spirituale nelle energie dell'universo.

Durante la meditazione è essenziale mantenere un atteggiamento di apertura e ricezione. Si tratta di lasciar andare i dubbi e le incertezze, accettando l'idea che l'universo lavori per nostro conto. In questo stato, la mente si allinea con i desideri del cuore, creando un potente campo energetico che attrarrà ciò che desideriamo.

Un aspetto chiave della meditazione per la Legge dell'Attrazione è la visualizzazione. Dopo aver raggiunto uno stato di rilassamento, l'individuo può iniziare a immaginare vividamente i propri desideri come se fossero già realtà. Questo processo di visualizzazione attiva crea una connessione più forte tra la persona e il suo obiettivo, infondendo energia positiva nel processo di manifestazione.

È importante notare che la meditazione per la Legge dell'Attrazione non è un atto isolato. Essa deve essere praticata regolarmente per rafforzare e mantenere l'allineamento energetico con i propri desideri. La ripetizione e la costanza sono cruciali per il successo di questa pratica.

Inoltre la meditazione offre benefici che vanno oltre la semplice attuazione della Legge dell'Attrazione. Contribuisce a ridurre lo stress, aumenta la chiarezza mentale e promuove un generale benessere fisico e psicologico. Questi effetti positivi contribuiscono a creare un ambiente favorevole per l'attivazione della Legge dell'Attrazione.

Ci concentreremo ora sulla creazione di affermazioni positive e sul loro impatto quotidiano. Le affermazioni, combinandosi con la meditazione, possono amplificare ulteriormente il nostro potere di attrazione, stabilendo un dialogo interno positivo e costruttivo che supporta i nostri obiettivi e desideri. In questo modo, meditazione e affermazioni lavorano in sinergia, creando un circolo virtuoso di pensieri e energie positive che sono essenziali per la manifestazione efficace della Legge dell'Attrazione.

La creazione di affermazioni positive è un'altra componente fondamentale nella pratica quotidiana della Legge dell'Attrazione. Queste affermazioni, che sono essenzialmente dichiarazioni positive e intenzionali, giocano un ruolo cruciale nel plasmare il nostro mindset e, di conseguenza, la realtà in cui viviamo. Nell'esplorare questo aspetto, è importante comprendere non solo come formulare efficacemente queste affermazioni, ma anche riconoscere il loro impatto sostanziale sulla nostra vita quotidiana.

Le affermazioni positive agiscono come strumenti di ricalibrazione del nostro dialogo interno. Spesso, senza rendercene conto, ci imbattiamo in pensieri negativi o limitanti che possono ostacolare il nostro percorso verso il successo e la felicità. Attraverso l'uso consapevole delle affermazioni, possiamo riorientare questi pensieri verso un atteggiamento più costruttivo e ottimistico.

Per essere efficaci, le affermazioni devono essere personali, positive e presenti. Questo significa che dovrebbero riferirsi direttamente all'individuo, esprimere un desiderio o un obiettivo in termini positivi e essere formulate come se il desiderio fosse già realtà. Ad esempio, invece di dire "Non voglio essere stressato", una formulazione più efficace sarebbe "Sono sereno e calmo in ogni situazione". Questo tipo di affermazione non solo evita la negatività, ma stabilisce anche un'immagine chiara e positiva del desiderio o dello stato d'animo voluto.

La ripetizione quotidiana di queste affermazioni è essenziale. Non si tratta semplicemente di ripetere parole, ma di infondere queste affermazioni con convinzione e sentimento. È nel ripetere consapevolmente queste frasi che iniziano a radicarsi nella nostra psiche, influenzando gradualmente il nostro modo di pensare e agire. Questo processo aiuta a creare un ciclo positivo di pensieri e azioni che si rafforzano a vicenda.

Le affermazioni hanno il potere di influenzare il nostro subconscio. Con la pratica regolare, queste affermazioni possono diventare credenze radicate che guidano il nostro comportamento e le nostre scelte quotidiane. Questa trasformazione del pensiero può avere un impatto profondo sulla nostra capacità di attrarre ciò che desideriamo nella vita.

Oltre all'effetto personale, le affermazioni positive possono anche avere un impatto sul nostro ambiente e sulle persone che ci circondano. Un atteggiamento positivo e un approccio ottimista alla vita possono influenzare positivamente gli altri, creando un ambiente più armonioso e collaborativo, sia a casa che sul lavoro.

E' tuttavia importante sottolineare che le affermazioni da sole non possono manifestare miracoli senza azione.

Devono essere accompagnate da passi concreti verso gli obiettivi desiderati. Questo collegamento tra pensiero, parola e azione è un pilastro fondamentale della Legge dell'Attrazione.

Nelle prossime pagine esamineremo come l'esercizio della gratitudine può funzionare in tandem con le affermazioni positive per potenziare ulteriormente la Legge dell'Attrazione. La gratitudine non solo accresce il nostro apprezzamento per ciò che abbiamo già, ma apre anche la porta all'abbondanza, creando un circolo virtuoso di positività e attrazione. Attraverso la combinazione di affermazioni positive e gratitudine, siamo in grado di creare una base solida e potente per manifestare una vita piena di successo, felicità e realizzazione.

L'esercizio della gratitudine rappresenta uno strumento potente e trasformativo nella pratica quotidiana della Legge dell'Attrazione. Questa pratica, che consiste nel riconoscere e apprezzare ciò che abbiamo nella vita, non è solo un atto di riconoscimento, ma una potente forza che può influenzare positivamente la nostra realtà. Nella sua essenza, la gratitudine è un'espressione di abbondanza e accettazione, che ci permette di sintonizzarci con le frequenze dell'abbondanza e dell'attrazione.

Per iniziare è fondamentale comprendere che la gratitudine va oltre il semplice ringraziare per le cose materiali. Si estende alla gratitudine per le esperienze, le relazioni, le sfide e anche le piccole gioie quotidiane. Questo approccio olistico alla gratitudine permette di sviluppare una prospettiva più equilibrata e positiva sulla vita.

Praticare la gratitudine significa anche riconoscere il valore di ogni momento e ogni esperienza, indipendentemente dal suo impatto immediato. Spesso, siamo tentati di concentrarci solo sugli aspetti positivi, trascurando le lezioni che possono derivare da esperienze difficili o negative. La gratitudine ci insegna ad accogliere ogni esperienza come un'opportunità di crescita e di apprendimento.

Una delle tecniche più efficaci per coltivare la gratitudine è tenere un diario della gratitudine. Questo processo implica scrivere quotidianamente una lista di cose, persone o esperienze per cui si è grati. Questa pratica aiuta a mantenere una prospettiva positiva e aumenta la nostra consapevolezza delle molte benedizioni presenti nella nostra vita.

Un altro aspetto cruciale della gratitudine è la sua capacità di trasformare la nostra visione del mondo. Quando ci concentriamo sugli aspetti positivi della nostra vita, iniziamo a notare più abbondanza e opportunità attorno a noi. Questo cambiamento di percezione può avere un effetto a catena, attirando più esperienze positive e persone nella nostra vita, in linea con i principi della Legge dell'Attrazione.

La gratitudine ha anche un impatto significativo sul nostro benessere emotivo e fisico. Studi hanno dimostrato che le persone che praticano regolarmente la gratitudine sperimentano meno stress, una maggiore felicità e persino miglioramenti nella salute fisica. Questi benefici non solo migliorano la qualità della vita quotidiana, ma creano anche un ambiente interiore più favorevole per manifestare i nostri desideri e obiettivi.

È anche importante notare che la gratitudine deve essere sincera. Non si tratta di un esercizio meccanico o superficiale, ma di un sentimento autentico e profondo.

Questo richiede un impegno costante e una riflessione onesta sui vari aspetti della nostra vita.

L'esercizio della gratitudine non è solo un atto di riconoscimento, ma una pratica potente che può trasformare il modo in cui percepiamo e interagiamo con il mondo. Attraverso la gratitudine, possiamo creare un circolo virtuoso di abbondanza e positività, che si allinea perfettamente con i principi della Legge dell'Attrazione.

Esploreremo ora come la profezia autorealizzante e le aspettative influenzano la nostra realtà. Comprendere questo legame ci permetterà di vedere come le nostre convinzioni e atteggiamenti non solo plasmano la nostra esperienza interna, ma hanno anche il potere di manifestare cambiamenti tangibili nel mondo esterno.

La profezia autorealizzante è un concetto fondamentale quando si parla di Legge dell'Attrazione. Questa idea sostiene che le nostre aspettative e credenze possano, in un certo senso, modellare e influenzare la realtà in cui viviamo. In questa sezione, esploreremo come le aspettative, sia positive che negative, possono avere un impatto diretto sulla nostra esperienza di vita, creando un ponte tra i nostri pensieri interni e il mondo esterno. Questa analisi ci preparerà per il prossimo capitolo, dove vedremo come questi principi vengono applicati nella pratica quotidiana.

Le profezie autorealizzanti operano su un principio semplice ma potente: ciò che crediamo di più fermamente può diventare realtà. Questo accade perché le nostre credenze influenzano le nostre azioni, decisioni e interpretazioni degli eventi. Quando crediamo fermamente in un esito positivo, tendiamo a comportarci in modi che promuovono tale esito. Allo stesso modo, le aspettative negative possono portarci a comportamenti che involontariamente portano a risultati indesiderati.

Un esempio classico di profezia autorealizzante si verifica nel campo dell'istruzione. Se un insegnante crede che un certo studente sia particolarmente dotato, potrebbe, consciamente o inconsciamente, dedicargli più attenzione e risorse. Questo, a sua volta, potrebbe portare lo studente a migliorare le sue prestazioni, confermando la credenza iniziale dell'insegnante. Questo processo dimostra come le aspettative possano influenzare il comportamento e, di conseguenza, la realtà.

Nel contesto della Legge dell'Attrazione, la profezia autorealizzante assume una dimensione ancora più profonda. Qui non si tratta solo di come le aspettative influenzano il comportamento, ma anche di come possano influenzare l'energia che emaniamo e attraiamo. Secondo i principi della Legge dell'Attrazione, trasmettiamo costantemente frequenze energetiche basate sui nostri pensieri e sentimenti. Se queste frequenze sono allineate con aspettative positive, possiamo attrarre esperienze positive nella nostra vita.

E' importante riconoscere però che la profezia autorealizzante non è una garanzia assoluta. Non basta semplicemente aspettarsi un risultato positivo; è anche necessario prendere azioni concrete e mantenere un atteggiamento positivo per realizzare quelle aspettative. Le circostanze esterne e le sfide possono talvolta influenzare i risultati, indipendentemente dalle nostre aspettative.

Un altro aspetto cruciale da considerare è la consapevolezza delle proprie aspettative. Spesso le nostre aspettative sono influenzate da convinzioni subconscie o da schemi di pensiero radicati. Diventare consapevoli di queste aspettative nascoste può essere il primo passo per trasformarle in modi che favoriscano la realizzazione dei nostri desideri.

La profezia autorealizzante è un potente strumento della Legge dell'Attrazione, che ci ricorda quanto il nostro stato d'animo, le nostre aspettative e le nostre credenze siano cruciali nella formazione della nostra realtà. E' tuttavia essenziale abbinare queste aspettative a azioni mirate e ad un atteggiamento positivo. Nel prossimo capitolo esploreremo come questi concetti vengono applicati nella vita di tutti i giorni, attraverso esempi concreti e storie di successo, che mostrano l'efficacia della fisica quantistica e della Legge dell'Attrazione nella realizzazione personale e professionale.

PARTE TERZA

Applicazioni Pratiche e Miglioramento della Vita

CAPITOLO 9: Trasformare la Teoria in Pratica - Esempi concreti

Il precedente capitolo ha esplorato in modo approfondito gli esercizi pratici per applicare la Legge dell'Attrazione nella vita quotidiana, offrendo al lettore una guida concreta per trasformare i principi teorici in azioni reali. Abbiamo iniziato analizzando le tecniche di visualizzazione per la manifestazione degli obiettivi, sottolineando come l'immaginazione e la focalizzazione possano essere strumenti potenti per la creazione della realtà desiderata. Successivamente, abbiamo esplorato l'utilizzo della meditazione per allinearsi con la Legge dell'Attrazione, evidenziando come la calma mentale e l'equilibrio emotivo siano fondamentali per connettersi con le proprie intenzioni più profonde.

Abbiamo poi discusso la creazione e l'uso di affermazioni positive e il loro impatto quotidiano, mostrando come parole e pensieri positivi possano influenzare significativamente il nostro stato d'animo e le nostre azioni. Gli esercizi di gratitudine sono stati presentati come un potente strumento per coltivare un atteggiamento positivo e attrarre abbondanza nella propria vita. Infine abbiamo esaminato il concetto di profezia autorealizzante, dimostrando come le aspettative e le credenze possano modellare la nostra realtà personale.

Questo capitolo ha fornito non solo strumenti pratici, ma anche una comprensione più profonda di come i principi della Legge dell'Attrazione possano essere integrati nella vita di tutti i giorni. Ora andremo oltre, esplorando come questi principi siano stati applicati con successo nella vita reale. Attraverso storie di successo, esempi concreti, e l'analisi di come la fisica quantistica può influenzare il pensiero e il problem solving, il prossimo capitolo offrirà ispirazione e dimostrerà l'efficacia pratica dei concetti esplorati finora.

L'applicazione dei principi quantistici nelle decisioni quotidiane rappresenta un affascinante campo di intersezione tra la fisica teorica e la vita pratica. Mentre la fisica quantistica è spesso percepita come un dominio astratto e lontano dalla realtà quotidiana, in realtà, può offrire una prospettiva unica e arricchente su come affrontare e interpretare gli eventi quotidiani.

Questo approccio si basa sull'idea che il mondo quantistico, con le sue leggi apparentemente misteriose e i suoi fenomeni come l'entanglement e la sovrapposizione di stati, possa essere una metafora per comprendere e influenzare la realtà che viviamo ogni giorno.

Una delle nozioni fondamentali della meccanica quantistica che trova riscontro nella vita quotidiana è il concetto di potenzialità e realtà. In fisica quantistica, una particella può esistere in molti stati potenziali fino a quando non viene misurata, momento in cui assume uno stato definito. Questa idea può essere trasposta nella sfera personale come una metafora per la scelta e la decisione: ogni giorno ci troviamo di fronte a una gamma di possibilità, e le nostre azioni e decisioni "collassano" queste possibilità in una realtà concreta. Così, ci viene ricordato l'importanza di essere consapevoli delle nostre scelte e di come queste plasmino la nostra vita.

Inoltre il principio di non-località, o entanglement quantistico, suggerisce che due particelle possono influenzarsi reciprocamente indipendentemente dalla distanza che le separa. Questo può essere interpretato in un contesto umano per riconoscere come le nostre azioni e i nostri pensieri possano avere un impatto ben oltre il nostro ambiente immediato, influenzando persone e situazioni in modi che spesso non riusciamo a prevedere o comprendere pienamente. Questo principio può ispirarci a considerare le ripercussioni a lungo termine delle nostre azioni e a coltivare una maggiore empatia e consapevolezza.

Un altro aspetto interessante è l'applicazione del principio di indeterminazione di Heisenberg, che afferma che non possiamo conoscere contemporaneamente la posizione e la velocità di una particella. Trasferito alla vita di tutti i giorni, ciò può servire da monito sull'importanza di accettare l'incertezza e di essere flessibili nei nostri piani e aspettative. Capire che non possiamo sempre avere il controllo completo su ogni aspetto della nostra vita può aiutarci a sviluppare resilienza e adattabilità di fronte ai cambiamenti imprevisti.

L'idea che l'osservatore giochi un ruolo fondamentale nel determinare lo stato di un sistema in fisica quantistica può anche essere vista come un invito a riconoscere il potere della percezione personale. La nostra visione del mondo e le nostre aspettative possono in qualche modo influenzare la realtà che esperiamo, un concetto che si allinea strettamente con la Legge dell'Attrazione.

L'esplorazione di questi concetti quantistici nella vita quotidiana può avere un impatto significativo sul nostro benessere psicologico e fisico. La comprensione che siamo parte di un tutto interconnesso e che le nostre scelte hanno un impatto reale può portare a un senso più profondo di responsabilità e connessione con gli altri e con il mondo intorno a noi.

L'applicazione di questi principi quantistici nella vita quotidiana apre la strada a storie di trasformazione personale e successo, come vedremo nel prossimo punto. Attraverso esempi concreti di individui che hanno applicato questi principi nella realtà, possiamo comprendere meglio come la teoria quantistica possa essere non solo un campo di studio astratto, ma una fonte di ispirazione e di guida pratiche per le nostre vite.

Le storie di successo di individui che hanno applicato i principi della fisica quantistica nella loro vita reale sono testimonianze affascinanti di come la teoria possa diventare pratica. Questi esempi non solo illustrano l'interconnessione tra il mondo fisico e quello mentale, ma offrono anche un'ispirazione concreta per coloro che cercano di applicare questi concetti nella propria esistenza.

Uno dei casi più emblematici è quello di persone che hanno utilizzato la Legge dell'Attrazione, un concetto spesso associato alla fisica quantistica, per realizzare cambiamenti significativi nella loro vita. Queste storie spesso narrano di individui che, attraverso la visualizzazione, l'uso consapevole dell'intenzione e una forte convinzione nella possibilità di influenzare la propria realtà, hanno raggiunto obiettivi che sembravano inizialmente irraggiungibili. Questi racconti variano da trasformazioni personali, come superare sfide di salute o realizzare svolte professionali, a creare cambiamenti positivi nelle relazioni e nell'ambiente circostante.

Un altro esempio significativo riguarda coloro che hanno impiegato il principio di sovrapposizione, fondamentale in meccanica quantistica, per esplorare differenti potenzialità della loro vita. In questa prospettiva, individui hanno considerato diverse opzioni di carriera o scelte di vita come potenziali simultanei, prendendo decisioni consapevoli e poi osservando come queste scelte si materializzano nella realtà. Questo approccio può aiutare a ridurre l'ansia legata all'incertezza, promuovendo una maggiore fiducia nella capacità di navigare tra diverse possibilità.

Vi sono poi storie di persone che hanno tratto ispirazione dal concetto di entanglement quantistico, utilizzandolo per sviluppare una maggiore consapevolezza della connessione tra sé stessi e gli altri. Questa comprensione ha portato alcuni a sviluppare empatia più profonda e a instaurare relazioni più significative, sia nella vita personale che professionale.

Alcuni individui hanno anche sperimentato l'effetto osservatore, un altro principio chiave della fisica quantistica, riconoscendo che il proprio atteggiamento e prospettiva possono influenzare in modo significativo la propria esperienza di realtà. Adottando un atteggiamento positivo e aperto, hanno notato cambiamenti tangibili nel modo in cui affrontano sfide e opportunità, portando a risultati che in precedenza sembravano irraggiungibili.

Queste storie di successo non solo dimostrano l'applicabilità della fisica quantistica nella vita quotidiana, ma offrono anche spunti per ulteriori esplorazioni. In particolare gettano luce su come questi principi possano essere utilizzati in ambiti creativi e innovativi, un tema che esploreremo nel prossimo punto. L'uso della meccanica quantistica in questi campi può aprire nuove prospettive e stimolare approcci originali per affrontare sfide e creare nuove opportunità, dimostrando che i limiti tra scienza e vita pratica possono essere non solo sfumati, ma anche creativamente superati.

L'impiego della meccanica quantistica in ambiti creativi e innovativi rappresenta una frontiera affascinante, dove la scienza si intreccia con l'arte, il design, e l'innovazione tecnologica. Questo capitolo esplora come i principi della fisica quantistica stimolino nuovi modi di pensare e creare, influenzando profondamente diversi settori.

Nel mondo dell'arte, ad esempio, la fisica quantistica ha ispirato un nuovo genere di artisti che utilizzano concetti come l'entanglement e la sovrapposizione per esplorare le interrelazioni tra percezione, realtà e possibilità. Questi artisti creano opere che non sono solo visivamente accattivanti, ma che invitano lo spettatore a riflettere sulla natura della realtà e sulla nostra percezione di essa. Attraverso installazioni interattive, sculture e dipinti, essi rappresentano visivamente concetti astratti, rendendoli accessibili e stimolando la riflessione.

Nell'innovazione tecnologica i principi quantistici hanno portato allo sviluppo di nuove tecnologie, come i computer quantistici. Questi dispositivi, sfruttando le peculiarità della meccanica quantistica, sono capaci di processare informazioni a velocità e con efficienza inimmaginabili per i computer tradizionali. Il loro impiego potrebbe rivoluzionare campi come la criptografia, la ricerca farmaceutica e l'intelligenza artificiale, offrendo nuove possibilità per risolvere problemi complessi che oggi risultano irrisolvibili.

Nel design e nell'architettura la fisica quantistica ispira nuove prospettive nel modo di concepire spazi e strutture. Gli architetti stanno iniziando a esplorare idee di fluidità, trasformazione e interconnessione, ispirandosi ai concetti di sovrapposizione e di non-località. Questo approccio porta alla creazione di spazi che sono flessibili, dinamici e più in sintonia con le esigenze umane e ambientali.

In ambito educativo invece l'approccio quantistico al pensiero offre un nuovo modo per insegnare e apprendere. L'idea di pensare in termini di possibilità piuttosto che di certezze assolute stimola la creatività e l'innovazione nel processo di apprendimento. Gli educatori che adottano questi principi incoraggiano gli studenti a esplorare diverse prospettive, ad accettare l'incertezza e a sviluppare un pensiero più flessibile e aperto.

La meccanica quantistica trova inoltre applicazione in ambiti come il marketing e la pianificazione strategica aziendale. Qui i concetti di probabilità e di sovrapposizione di stati sono utilizzati per sviluppare strategie che tengono conto di una gamma più ampia di risultati possibili, permettendo alle aziende di adattarsi meglio in un ambiente di mercato in rapida evoluzione.

Questi esempi mostrano come la fisica quantistica non sia solo una teoria astratta, ma un potente strumento per stimolare l'innovazione e la creatività in una vasta gamma di campi. La sua capacità di aprire nuove prospettive e modi di pensare è particolarmente rilevante nel contesto degli approcci terapeutici e di guarigione, un argomento che esploreremo nel prossimo punto. Qui, l'integrazione dei principi quantistici può offrire nuove modalità per affrontare il benessere e la guarigione, dimostrando l'ampio impatto che la fisica quantistica può avere sulla nostra vita quotidiana.

E ora, prima di addentrarci nell'esplorazione di come la fisica quantistica possa essere integrata in approcci terapeutici e di guarigione, è importante sottolineare un aspetto fondamentale. Le teorie e le pratiche discusse in questo capitolo devono essere intese come spunti di approfondimento e riflessione e non come sostituti delle terapie mediche e psicologiche convenzionali riconosciute e supportate da solide evidenze scientifiche. È pertanto essenziale comprendere che, sebbene l'interconnessione tra fisica quantistica e salute possa offrire prospettive intriganti e nuovi orizzonti di pensiero, tali concetti rimangono in gran parte teorici e non sono universalmente accettati nel campo medico e scientifico. Il mondo della fisica quantistica è complesso e spesso suscettibile a interpretazioni errate o eccessive quando applicato al di fuori del suo contesto originario.

Pertanto nel caso in cui vi sia la necessità di intraprendere un percorso terapeutico, è fortemente consigliato seguire i protocolli e i trattamenti ufficialmente riconosciuti dalla comunità medica e scientifica. Questi trattamenti sono stati sottoposti a rigorosi processi di valutazione e sperimentazione, garantendo efficacia e sicurezza per i pazienti.

Le informazioni e le teorie presentate in questo capitolo sono fornite con l'intento di ampliare gli orizzonti e stimolare una riflessione più ampia sulle possibili intersezioni tra differenti campi del sapere. Si deve quindi sempre tenere a mente che la salute e il benessere richiedono un approccio equilibrato e informato, che privilegi i metodi e le pratiche supportati da prove concrete e riconosciute a livello medico.

Con questo in mente, procediamo ora ad esplorare il modo in cui i principi della fisica quantistica possono ispirare nuovi approcci nel campo della guarigione e della terapia, offrendo prospettive innovative che potrebbero arricchire la comprensione della salute e del benessere umano.

L'integrazione della fisica quantistica in approcci terapeutici e di guarigione rappresenta uno dei campi più stimolanti e innovativi dove la scienza incontra la salute e il benessere. Questo capitolo esplora come i concetti e i principi della fisica quantistica stanno influenzando e trasformando il panorama della terapia e della guarigione, offrendo nuove prospettive e possibilità.

Uno degli aspetti chiave di questa integrazione è l'approccio olistico alla salute, che considera l'individuo non solo in termini di sintomi fisici, ma come un insieme di stati fisici, mentali, emozionali e, secondo alcuni, anche energetici. In questo contesto, la fisica quantistica fornisce un quadro teorico che supporta l'idea di una connessione profonda tra mente e corpo, suggerendo che i cambiamenti a livello quantistico possono influenzare il benessere generale.

Un esempio rilevante di questo approccio è l'uso della meditazione e della visualizzazione nella guarigione. Queste pratiche, influenzate dai concetti di intenzione e osservazione della fisica quantistica, sono utilizzate per influenzare positivamente lo stato fisico e psicologico degli individui. La meditazione, in particolare, viene utilizzata per raggiungere stati di rilassamento profondo dove si ritiene che il corpo possa attivare più efficacemente i propri meccanismi di guarigione.

Un'altra applicazione è nel campo dell'energia e della guarigione olistica. Terapie come il Reiki e la guarigione pranica, che si concentrano sulla manipolazione e il bilanciamento dell'energia nel corpo, trovano una nuova interpretazione attraverso i principi quantistici. La nozione che l'energia e la materia sono interconnesse e possono essere influenzate dall'intenzione si allinea con l'idea di manipolare l'energia per promuovere la guarigione.

La fisica quantistica ha influenzato la comprensione e l'uso dei farmaci e dei trattamenti. La farmacologia quantistica, per esempio, esplora come le proprietà quantistiche dei farmaci possano influenzare la loro efficacia e interazione con il corpo umano. Questo può portare a nuove scoperte in termini di personalizzazione dei trattamenti e di comprensione dei meccanismi d'azione dei farmaci a livello molecolare.

L'approccio quantistico alla guarigione si estende anche al campo della psicoterapia e del counseling. Qui i concetti quantistici come l'entanglement e la sovrapposizione di stati sono utilizzati metaforicamente per aiutare le persone a esplorare e risolvere problemi psicologici e emotivi. Questo approccio incoraggia i pazienti a vedere i propri problemi da diverse prospettive, facilitando nuove intuizioni e soluzioni.

L'integrazione della fisica quantistica in terapie e tecniche di guarigione rappresenta un ponte tra scienza e salute, offrendo nuove prospettive e strumenti per affrontare le sfide del benessere. Questo approccio non solo allarga i nostri orizzonti terapeutici, ma stimola anche un dialogo più profondo tra diverse discipline, contribuendo a una visione più integrata e olistica della salute e della guarigione.

Nel prossimo punto, esploreremo esempi concreti di come la fisica quantistica influenzi il pensiero e il problem solving, dimostrando come questi concetti scientifici possano essere applicati per affrontare sfide pratiche e stimolare nuovi modi di pensare e agire.

La fisica quantistica, con i suoi paradigmi rivoluzionari e le sue straordinarie implicazioni, ha il potere di influenzare profondamente il pensiero e il problem solving. Questo capitolo si dedica ad esaminare come la comprensione e l'applicazione dei principi quantistici possano arricchire e trasformare il nostro approccio ai problemi quotidiani, sia a livello personale che professionale.

Uno degli aspetti più stimolanti della fisica quantistica è il suo invito a considerare la realtà in termini non lineari e non deterministici. Nel contesto del problem solving, questo implica una maggiore apertura verso soluzioni creative e non convenzionali. Per esempio, il concetto di sovrapposizione quantistica - l'idea che una particella possa esistere in molti stati contemporaneamente fino alla sua osservazione - può essere interpretato come un invito a pensare a diverse soluzioni possibili per un problema, senza limitarsi a una singola "risposta giusta".

Il principio di indeterminazione di Heisenberg, che afferma che non possiamo conoscere contemporaneamente la posizione e la velocità esatte di una particella, può essere applicato per accettare e gestire l'incertezza nelle decisioni quotidiane. Invece di cercare una certezza assoluta prima di agire, possiamo imparare ad essere a nostro agio con un grado di indeterminazione, prendendo decisioni informate ma flessibili.

L'entanglement quantistico, che descrive un fenomeno in cui particelle distanti sono connesse in modo tale che lo stato di una influenzi istantaneamente lo stato dell'altra, può essere utilizzato come metafora per comprendere l'interdipendenza nelle relazioni umane e nei sistemi organizzativi. Questa consapevolezza può guidare a una maggiore considerazione delle ripercussioni delle nostre azioni e decisioni, non solo su noi stessi ma anche sugli altri.

Nel mondo aziendale e professionale, l'applicazione dei principi quantistici può incoraggiare un approccio più olistico e integrato. Per esempio, in contesti di leadership e gestione, la fisica quantistica può ispirare leader a pensare in termini di potenzialità piuttosto che di limitazioni, spingendoli a esplorare nuove strade e a incoraggiare l'innovazione e la creatività nei loro team.

In ambito educativo e formativo, l'integrazione dei principi quantistici nel pensiero critico e nel problem solving può arricchire il processo di apprendimento, stimolando gli studenti a pensare oltre i confini tradizionali e a sviluppare una maggiore flessibilità mentale. Questo approccio può preparare meglio gli individui ad affrontare le sfide complesse e interconnesse del mondo moderno.

La fisica quantistica, pur essendo una disciplina scientifica, offre una vasta gamma di applicazioni metaforiche e pratiche che possono trasformare il nostro modo di pensare e risolvere i problemi. Questi principi non solo ci aiutano a navigare in un mondo in rapido cambiamento, ma forniscono anche gli strumenti per approcciare la vita con una maggiore consapevolezza, creatività e interconnessione.

Nel prossimo capitolo ci immergeremo nell'analisi di come questi principi quantistici possano essere applicati per migliorare il benessere personale e professionale, esplorando come possano essere utilizzati per sviluppare la consapevolezza, gestire lo stress, migliorare la comunicazione e le relazioni, e trovare un equilibrio tra la vita personale e professionale.

CAPITOLO 10: Impatti della Fisica Quantistica nel Benessere Personale e Professionale

Nel capitolo "Trasformare la Teoria in Pratica - Esempi concreti", abbiamo esplorato come i principi della fisica quantistica possano essere applicati nella vita di tutti i giorni, offrendo esempi tangibili e ispiratori. Abbiamo iniziato esaminando come i concetti quantistici possano influenzare le nostre decisioni quotidiane, introducendo un approccio più flessibile e creativo al problem solving. Successivamente, abbiamo condiviso storie di successo di individui che hanno applicato la fisica quantistica nella vita reale, dimostrando l'impatto trasformativo di questi principi sulla vita personale e professionale.

Abbiamo poi esplorato l'uso della meccanica quantistica in ambiti creativi e innovativi, mostrando come possa ispirare nuove forme d'arte, disegni architettonici, e sviluppi tecnologici. Abbiamo evidenziato l'integrazione dei principi quantistici in terapie e pratiche di guarigione, sottolineando come possano offrire nuove prospettive nel campo del benessere e della salute mentale. Infine, abbiamo discusso l'influenza della fisica quantistica sul pensiero critico e il problem solving, illustrando come può arricchire il nostro approccio alle sfide complesse.

Ora ci immergeremo più profondamente nell' "Impatto della Fisica Quantistica nel Benessere Personale e Professionale". Esploreremo come la comprensione dei principi quantistici possa migliorare la consapevolezza e la presenza mentale, aiutarci nella gestione dello stress e nell'equilibrio emotivo, potenziare la comunicazione e le relazioni interpersonali, ispirare approcci innovativi nel mondo del lavoro, e infine, aiutarci a bilanciare efficacemente la vita personale e professionale. Questo capitolo mira a fornire strumenti pratici e approfondimenti per applicare i principi della fisica quantistica al fine di arricchire e migliorare vari aspetti della nostra vita quotidiana.

Ci concentriamo ora sugli impatti della fisica quantistica nel benessere personale e professionale, iniziando con il modo in cui i concetti quantistici possono migliorare la consapevolezza e la presenza mentale. L'integrazione di questi concetti nel tessuto della nostra vita quotidiana offre una nuova prospettiva su come percepiamo e interagiamo con il mondo che ci circonda.

Con la sua enfasi sulla natura probabilistica e interconnessa della realtà, la fisica quantistica ci invita a riconsiderare la nostra visione del mondo. Questo approccio può influenzare profondamente la nostra consapevolezza, spingendoci a riconoscere che la realtà è meno rigida e più fluida di quanto spesso si percepisca. L'adozione di questa prospettiva quantistica ci incoraggia a rimanere aperti a nuove possibilità e a essere più presenti nel momento.

Uno dei principi fondamentali della fisica quantistica è l'idea che l'osservatore influenzi ciò che viene osservato. Questo può essere applicato alla consapevolezza personale, suggerendo che la nostra percezione e attenzione influenzino direttamente la nostra esperienza di realtà. Diventando più consapevoli di come percepiamo il mondo e di come reagiamo ad esso, possiamo iniziare a vedere come le nostre aspettative e atteggiamenti modellino la nostra esperienza.

Un altro aspetto importante è la teoria del campo quantistico, che propone l'esistenza di campi energetici che interagiscono a livelli subatomici. Se applichiamo metaforicamente questo concetto alla consapevolezza personale, possiamo immaginare che i nostri pensieri e sentimenti creino "campi" che influenzano il nostro ambiente e le nostre interazioni. Questa comprensione può aumentare la nostra consapevolezza dell'importanza dei nostri stati interni e di come contribuiscano al nostro benessere generale.

Il principio di sovrapposizione, che afferma che le particelle possono esistere in molteplici stati fino a quando non vengono osservate, può essere utilizzato per riflettere sulla natura della mente umana. Così come una particella quantistica esiste in uno stato di potenzialità, anche la mente umana può ospitare una vasta gamma di pensieri, emozioni e reazioni. Questa consapevolezza può aiutarci a comprendere che abbiamo sempre la scelta di come reagire a una situazione, incoraggiandoci a prendere decisioni più consapevoli.

La presenza mentale, un aspetto centrale della consapevolezza, può essere arricchita attraverso questi concetti quantistici. Riconoscendo l'importanza dell'osservatore nella creazione della realtà, possiamo imparare a vivere più pienamente nel presente, consapevoli del nostro impatto sul nostro ambiente e sulle persone che ci circondano.

Applicare i principi della fisica quantistica alla consapevolezza e alla presenza mentale offre un nuovo modo di vedere e vivere la realtà. Ci aiuta a riconoscere la fluidità della vita, la potenza dei nostri pensieri e sentimenti, e l'importanza di rimanere presenti e aperti alle infinite possibilità che ci circondano.

Esploreremo di seguito come la fisica quantistica possa essere utilizzata per la gestione dello stress e l'equilibrio emotivo. Questo approccio ci permette di vedere come le teorie quantistiche non siano solo astrazioni scientifiche, ma possano essere trasformate in strumenti pratici per migliorare la nostra vita quotidiana.

Nel contesto dell'Impatto della Fisica Quantistica nel Benessere Personale e Professionale, parliamo ora dell'utilizzo della fisica quantistica per la gestione dello stress e l'equilibrio emotivo. Questo tema affronta come i concetti derivati dalla fisica quantistica possano offrire strumenti innovativi per affrontare lo stress e promuovere un maggiore equilibrio emotivo nella vita di tutti i giorni.

La fisica quantistica con la sua enfasi su concetti come l'interconnessione, la sovrapposizione e il potenziale di possibilità, fornisce una cornice di riferimento unica per comprendere e gestire lo stress. In particolare, la nozione che la realtà è influenzata dalla percezione e dall'osservazione dell'individuo può essere applicata per riconoscere come le nostre interpretazioni e reazioni agli eventi esterni influenzino il nostro stato di stress e benessere emotivo.

Il principio di sovrapposizione quantistica, che suggerisce la coesistenza di più stati potenziali fino a quando non vengono osservati, può essere metaforicamente traslato alla mente umana. Spesso, lo stress deriva dal sentirsi intrappolati in un particolare stato mentale o emotivo. Tuttavia, comprendendo che, come in uno stato quantistico, esistono molteplici potenzialità, possiamo imparare a passare da uno stato di stress a uno di maggiore serenità e equilibrio. Questo implica sviluppare la capacità di cambiare la nostra prospettiva e reazione agli stimoli stressanti, riconoscendo la fluidità dei nostri stati emotivi.

L'entanglement quantistico, che mostra come particelle separate possano influenzarsi reciprocamente, può essere utilizzato per esplorare come le nostre relazioni e interazioni influenzino il nostro benessere emotivo. Questo concetto ci incoraggia a essere più consapevoli del modo in cui le nostre emozioni e comportamenti sono interconnessi con quelli degli altri, sottolineando l'importanza delle relazioni sane e di supporto nella gestione dello stress.

L'approccio quantistico alla realtà, che accetta l'incertezza e l'imprevedibilità come parte fondamentale dell'esistenza, può aiutare inoltre a sviluppare una maggiore tolleranza all'incertezza. Spesso lo stress è esacerbato dalla necessità di controllo e dalla paura dell'ignoto. Accogliendo l'incertezza come un aspetto naturale della vita, possiamo imparare a navigare attraverso situazioni stressanti con maggiore flessibilità e apertura mentale.

La fisica quantistica può anche ispirare tecniche di meditazione e mindfulness che aiutano a gestire lo stress. Queste pratiche che enfatizzano la consapevolezza del momento presente e una distaccata osservazione dei pensieri e delle emozioni, possono essere potenziate dalla comprensione quantistica dell'osservazione come fattore che modella la realtà.

Applicando quindi i principi della fisica quantistica alla gestione dello stress e all'equilibrio emotivo, possiamo scoprire nuovi modi per interpretare e reagire alle sfide della vita, promuovendo un maggiore benessere e serenità. Questo approccio non solo ci aiuta a gestire meglio lo stress, ma apre anche la strada a una comprensione più profonda di noi stessi e del mondo che ci circonda.

Proseguendo, esamineremo come questi principi quantistici possano essere applicati per potenziare la comunicazione e le relazioni interpersonali, esplorando ulteriori modi in cui la fisica quantistica può arricchire e migliorare la nostra vita personale e professionale.

A tal proposito vediamo ora come i principi della fisica quantistica possano essere applicati per potenziare la comunicazione e le relazioni interpersonali. Questo approccio quantistico offre un nuovo modo di considerare e migliorare il modo in cui interagiamo con gli altri, sia nel contesto personale che professionale.

Innanzitutto il concetto di entanglement quantistico, che descrive un fenomeno in cui le particelle diventano così interconnesse che lo stato di una può influenzare istantaneamente un'altra, anche a grande distanza, può essere metaforicamente applicato alle relazioni umane. Questo principio suggerisce che le nostre relazioni sono più profondamente interconnesse di quanto possiamo percepire a livello superficiale. Riconoscere e rispettare questa profonda interconnessione può portare a una maggiore empatia e comprensione nelle nostre interazioni quotidiane.

Un altro aspetto chiave è l'idea che nella fisica quantistica la realtà è in parte determinata dall'osservatore. In termini di comunicazione, ciò implica che la nostra percezione delle interazioni e delle relazioni è fortemente influenzata dalle nostre aspettative, credenze e pregiudizi. Avere consapevolezza di questo può aiutarci a comprendere come le nostre convinzioni interne possano colorare la nostra interpretazione delle parole e delle azioni altrui e come possiamo lavorare per adottare una prospettiva più aperta e meno pregiudiziale.

L'approccio quantistico alla comunicazione implica anche l'accettazione dell'incertezza e del non sapere. Spesso, nelle relazioni, cerchiamo di prevedere o controllare le reazioni e i comportamenti degli altri, il che può portare a tensioni e fraintendimenti. Imparare ad accettare l'incertezza e a rimanere aperti a vari esiti può migliorare significativamente la fluidità e l'autenticità delle nostre interazioni.

La fisica quantistica ci incoraggia anche a considerare il potenziale di sovrapposizione nelle nostre relazioni. Questo significa riconoscere che le persone possono avere stati emotivi e prospettive multipli che coesistono e che possono cambiare da un momento all'altro. Approcciare le relazioni con questa flessibilità può aiutarci a evitare generalizzazioni e giudizi, promuovendo invece la comprensione e la tolleranza.

In ambito lavorativo questi principi quantistici possono essere particolarmente efficaci. Ad esempio in situazioni di team building o di gestione dei conflitti, l'approccio quantistico può aiutare a navigare nelle dinamiche complesse del gruppo, promuovendo un ambiente di lavoro più armonioso e produttivo. Capire che ogni membro del team può avere una diversa "sovrapposizione" di idee e sentimenti può portare a una comunicazione più efficace e a soluzioni creative ai problemi comuni.

Applicare la fisica quantistica alla comunicazione e alle relazioni interpersonali apre la strada a un nuovo livello di comprensione e connessione. Questo approccio non solo migliora il modo in cui interagiamo con gli altri, ma arricchisce anche la nostra esperienza di vita, aiutandoci a costruire relazioni più profonde e significative.

Esploreremo di seguito come questi principi quantistici possano essere applicati nel mondo del lavoro, esaminando le loro implicazioni per la leadership e l'innovazione. Questo approfondimento ci mostrerà come la fisica quantistica possa essere una fonte di ispirazione per nuovi modi di pensare e agire nel contesto professionale.

La fisica quantistica può influenzare e ispirare il mondo del lavoro, in particolare nei campi della leadership e dell'innovazione. L'adozione di una mentalità quantistica in questi ambiti può portare a una trasformazione profonda nel modo in cui le organizzazioni operano, i leader motivano le loro squadre e le innovazioni vengono concepite e realizzate.

La leadership nel contesto della fisica quantistica richiede una comprensione dell'interconnessione e dell'interdipendenza tra tutti gli elementi di un'organizzazione. Proprio come l'entanglement quantistico dimostra che particelle distanti possono influenzarsi a vicenda, un leader quantistico riconosce che le decisioni e le azioni in una parte dell'organizzazione possono avere effetti a catena in tutta l'azienda. Questo approccio incentiva una visione olistica del management, dove le decisioni sono prese considerando il benessere complessivo dell'organizzazione e dei suoi membri.

Il principio di indeterminazione di Heisenberg, che stabilisce l'impossibilità di conoscere contemporaneamente la posizione e la velocità esatte di una particella, può essere applicato alla leadership per accettare e gestire l'incertezza. I leader quantistici abbracciano l'incertezza come una realtà inevitabile del business moderno, imparando a navigare in acque imprevedibili con flessibilità e adattabilità, piuttosto che con il tentativo di controllo rigido.

L'approccio quantistico all'innovazione incoraggia il pensiero fuori dagli schemi e la considerazione di molteplici possibilità e risultati. La sovrapposizione quantistica, che permette a particelle di esistere in più stati simultaneamente, ispira a esplorare diverse soluzioni e idee contemporaneamente, anziché limitarsi a un unico percorso. Questo tipo di pensiero apre la strada a soluzioni innovative e creative, specialmente in contesti dove i problemi tradizionali richiedono approcci non convenzionali.

L'adozione di un approccio quantistico all'innovazione implica la valorizzazione della diversità e dell'inclusione. Riconoscendo che diverse prospettive possono coesistere e contribuire a un obiettivo comune, le organizzazioni possono creare un ambiente dove idee uniche e diverse sono non solo accettate ma attivamente ricercate.

Le applicazioni pratiche di questi concetti quantistici nel mondo del lavoro sono ampie. Ad esempio, le strategie di problem solving possono beneficiare dell'approccio quantistico, che enfatizza l'importanza di considerare una varietà di potenziali soluzioni e di rimanere aperti a nuove idee durante il processo decisionale.

La gestione del cambiamento nelle organizzazioni può essere ispirata dalla fisica quantistica. Accettando che il cambiamento è una costante e che l'ambiente aziendale è in uno stato di flusso continuo, i leader possono sviluppare strategie più dinamiche e resilienti per guidare le loro organizzazioni attraverso periodi di transizione.

L'integrazione dei principi della fisica quantistica nel mondo del lavoro apre nuove prospettive nel campo della leadership e dell'innovazione. Questo approccio non solo stimola nuove idee e soluzioni, ma promuove anche un ambiente lavorativo più coeso, flessibile e adattabile.

Nelle prossime pagine ci concentreremo su come i principi quantistici possono essere utilizzati per bilanciare efficacemente la vita personale e professionale, un aspetto cruciale nell'era moderna, dove le sfide e le pressioni possono spesso sovraccaricare l'individuo.

Proseguiamo la nostra esplorazione degli impatti della fisica quantistica nel benessere personale e professionale, affrontando il delicato equilibrio tra la vita personale e quella lavorativa attraverso l'applicazione dei principi quantistici. Questo approccio offre nuove prospettive per gestire le sfide quotidiane, aprendo la via a un equilibrio più armonioso tra le diverse sfere della vita.

La fisica quantistica con la sua enfasi sull'interconnessione e sulle potenzialità infinite, può essere sfruttata per esaminare come gestiamo tempo ed energie. In un mondo dove lavoro e vita privata spesso si contendono l'attenzione, un approccio quantistico ci invita a considerare la vita non come una serie di compiti da completare, ma come un insieme di esperienze e opportunità che si sovrappongono e interagiscono in modi complessi. La teoria quantistica ci suggerisce che le particelle possono esistere in uno stato di sovrapposizione, e possiamo applicare questo concetto al nostro approccio alla vita personale e lavorativa, considerandoli non come elementi separati, ma come parti di un insieme interconnesso, dove il successo in un'area può influenzare positivamente l'altra.

Nel contesto del bilanciamento tra vita personale e professionale, il concetto di non-località in fisica quantistica può essere trasferito metaforicamente alla gestione del tempo e dell'energia. Un approccio più flessibile e integrato, in cui attività personali e professionali sono viste in relazione reciproca, permette una gestione del tempo più fluida e adattabile.

L'apprendimento dalla natura probabilistica della vita, insegnamento fondamentale della fisica quantistica, può essere applicato al bilanciamento vita-lavoro. Accettando che non è sempre possibile controllare ogni aspetto della nostra vita, possiamo imparare a navigare con maggiore flessibilità e resilienza, adattandoci alle circostanze con maggiore facilità.

Integrare i principi della fisica quantistica nel bilanciamento tra vita personale e professionale significa riorientare il proprio approccio alla vita, riconoscendo l'interconnessione tra tutti gli aspetti della nostra esistenza e cercando un equilibrio che non separi rigidamente lavoro e vita personale, ma che li armonizzi in un tutt'uno coeso e integrato.

Nel prossimo capitolo esploreremo strategie per integrare la meccanica quantistica nel proprio stile di vita, esaminando come i concetti quantistici possano essere incorporati nelle routine quotidiane, nelle tecniche di mindfulness, nell'auto-sviluppo, e nella creazione di ambienti che riflettono questi principi, offrendo consigli pratici e ispirazione per chi desidera approfondire il proprio viaggio nella fisica quantistica applicata alla vita quotidiana.

CAPITOLO 11: Strategie per Integrare la Meccanica Quantistica nel Tuo Stile di Vita

Nel precedente capitolo abbiamo esplorato come i concetti rivoluzionari della fisica quantistica possano essere applicati al di fuori dei laboratori e delle aule universitarie, influenzando direttamente la nostra vita quotidiana e professionale. Abbiamo iniziato esaminando come i principi quantistici possano migliorare la consapevolezza e la presenza mentale, offrendo una nuova lente attraverso cui vedere e vivere la realtà. Successivamente, abbiamo discusso come questi stessi principi possano essere utilizzati per gestire lo stress e promuovere l'equilibrio emotivo, aiutandoci a navigare nelle sfide della vita con maggiore flessibilità e resilienza.

Abbiamo poi approfondito l'impatto della fisica quantistica sulla comunicazione e sulle relazioni interpersonali, esplorando come un approccio quantistico possa aiutare a creare connessioni più profonde e significative. In ambito lavorativo, abbiamo esaminato come i concetti quantistici possano ispirare nuovi approcci alla leadership e all'innovazione, promuovendo una mentalità più olistica e integrata nel mondo del lavoro. Infine, abbiamo discusso l'importanza di bilanciare efficacemente la vita personale e professionale attraverso l'applicazione dei principi quantistici, cercando un equilibrio che integri tutti gli aspetti della nostra esistenza.

Ora ci concentriamo su come questi principi possano essere incorporati ancora più profondamente nella nostra vita di tutti i giorni. Esploreremo come le routine quotidiane possano essere ispirate e trasformate dai concetti quantistici, e come tecniche di mindfulness e meditazione possano essere arricchite da un approccio quantistico. Inoltre forniremo suggerimenti pratici per l'auto-sviluppo e la crescita personale tramite la fisica quantistica, e discuteremo come creare ambienti che riflettano e favoriscano questi principi. Esamineremo infine come adottare un approccio quantistico alla risoluzione dei problemi e al raggiungimento degli obiettivi, chiudendo il cerchio tra la teoria quantistica e la pratica quotidiana.

Ci immergiamo ora nel tema delle "Strategie per Integrare la Meccanica Quantistica nel Tuo Stile di Vita", iniziando con l'esplorazione di come i concetti quantistici possano ispirare e trasformare le nostre routine quotidiane. Questa sezione si dedica a esaminare modi pratici e creativi per incorporare la fisica quantistica nel tessuto della vita di ogni giorno, rendendo questi concetti astratti tangibili e applicabili.

La fisica quantistica, con la sua enfasi sull'interconnessione, sulla sovrapposizione e sulla potenzialità, offre una cornice di riferimento unica per ripensare le nostre abitudini e rituali quotidiani. Adottare un approccio quantistico nella vita quotidiana significa andare oltre la routine convenzionale, abbracciando la fluidità e la possibilità di cambiamento in ogni aspetto della nostra giornata.

Una delle prime aree in cui possiamo applicare i principi quantistici è nella gestione del tempo. La sovrapposizione quantistica, che permette a particelle di esistere in più stati simultaneamente, può essere usata come metafora per approcciare in modo flessibile e aperto i nostri programmi giornalieri. Invece di aderire rigidamente a un programma predefinito, possiamo imparare a muoverci tra diverse attività e responsabilità con maggiore fluidità, adattandoci alle necessità del momento e rimanendo aperti a nuove opportunità che si presentano.

Possiamo anche riflettere sul concetto di non-località nella nostra routine quotidiana. Questo principio suggerisce che gli eventi in una parte del sistema possono influenzare immediatamente altre parti, indipendentemente dalla distanza. Nella vita di tutti i giorni, ciò può tradursi in un maggiore riconoscimento di come le nostre azioni e scelte influenzino non solo noi stessi, ma anche le persone e l'ambiente che ci circonda. Questa consapevolezza può incoraggiarci a prendere decisioni più consapevoli e ad agire in modo più riflessivo e responsabile.

La fisica quantistica può anche ispirare un approccio più creativo e sperimentale alla vita quotidiana. Sfida la nozione tradizionale di una realtà prevedibile e lineare, aprendo la strada a una visione del mondo più aperta e dinamica. Questo può tradursi in un'esplorazione più libera e creativa di hobby, interessi e attività, permettendoci di sperimentare e scoprire nuove passioni e modi di esprimerci.

Incorporare i principi quantistici nelle routine quotidiane può anche significare rivedere le nostre abitudini di pensiero. La fisica quantistica ci insegna che la nostra osservazione e percezione giocano un ruolo cruciale nella formazione della realtà. Possiamo quindi utilizzare questa comprensione per coltivare un atteggiamento mentale più positivo e proattivo, concentrandoci su pensieri e azioni che riflettano la realtà che desideriamo creare.

Integrare la meccanica quantistica nelle routine quotidiane non è solo un esercizio teorico, ma un'opportunità per vivere una vita più ricca, consapevole e connessa. Questo approccio ci permette di vedere oltre la superficialità del quotidiano, trovando profondità e significato nelle nostre azioni di tutti i giorni.

Proseguendo nel capitolo, il prossimo punto si concentra su come tecniche di mindfulness e meditazione possano essere arricchite e approfondite attraverso un approccio quantistico, offrendo strumenti per una maggiore consapevolezza e presenza nel momento presente.

Proseguendo nel nostro esame delle "Strategie per Integrare la Meccanica Quantistica nel Tuo Stile di Vita", affrontiamo ora come le tecniche di mindfulness e meditazione possono essere arricchite e approfondite attraverso un approccio quantistico. In questo contesto, esploriamo come i principi della fisica quantistica offrono una prospettiva unica e trasformativa sulle pratiche di consapevolezza, aprendo nuove vie per l'approfondimento della nostra comprensione di noi stessi e dell'universo in cui viviamo.

La mindfulness e la meditazione, tradizionalmente focalizzate su consapevolezza e presenza nel momento presente, trovano in fisica quantistica un alleato inaspettato. L'idea che la realtà sia influenzata dalla percezione e dall'osservazione, un pilastro della fisica quantistica, suggerisce che il nostro modo di interagire con il mondo intorno a noi può effettivamente plasmare la nostra esperienza di esso. La meditazione quantistica, quindi, incoraggia una maggiore consapevolezza di come la nostra attenzione possa influenzare la realtà che percepiamo, in un parallelo con il ruolo dell'osservatore in fisica quantistica.

Un altro elemento fondamentale in questo contesto è il principio di sovrapposizione di stati. Analogamente alla possibilità che le particelle esistano in molteplici stati fino all'osservazione, possiamo riflettere sulla natura fluida della nostra mente e dei nostri stati emotivi. Questa comprensione ci invita a riconoscere il potenziale di scelta e trasformazione personale che possediamo in ogni momento, ampliando le nostre capacità di autogestione e resilienza.

L'interconnessione, sottolineata nell'entanglement quantistico, dove particelle separate possono essere intimamente collegate, offre una metafora potente per le relazioni umane e l'universo. Riflettendo su questo nella meditazione, possiamo sviluppare una maggiore consapevolezza dell'unità e dell'interdipendenza di tutte le cose, promuovendo empatia e connessione con gli altri e con l'ambiente.

Accettare l'incertezza, un concetto chiave nella fisica quantistica, è altrettanto cruciale nella pratica meditativa. Invece di tentare di controllare rigidamente ogni aspetto della nostra esperienza, possiamo imparare ad abbracciare la vita con un atteggiamento di apertura e accettazione, affrontando la realtà come si manifesta, senza eccessivo attaccamento a specifici esiti o aspettative.

Incorporando questi concetti nella meditazione, possiamo sperimentare pratiche che includono la visualizzazione di concetti quantistici, la contemplazione dell'interconnessione della vita, o l'osservazione non giudicante del flusso di pensieri ed emozioni. Queste tecniche non solo potenziano la nostra pratica meditativa ma offrono anche una visione rinnovata della vita, arricchita da possibilità e interconnessione.

L'integrazione della fisica quantistica nelle tecniche di mindfulness e meditazione apre nuove prospettive per la comprensione e la consapevolezza. Questo arricchisce non solo la nostra pratica meditativa, ma anche la nostra percezione della realtà, consentendoci di vivere con una consapevolezza più profonda e una comprensione più ampia delle infinite possibilità della vita.

Di seguito esploreremo ulteriormente come la fisica quantistica possa essere applicata al nostro sviluppo personale, offrendo suggerimenti pratici per l'auto-sviluppo e la crescita personale attraverso i concetti e le idee della fisica quantistica.

Proseguendo la nostra esplorazione su come integrare la meccanica quantistica nel nostro stile di vita, ci focalizziamo ora sui suggerimenti per l'auto-sviluppo e la crescita personale tramite i concetti della fisica quantistica. Questa sezione del libro è dedicata a mostrare come le idee rivoluzionarie della fisica quantistica possano essere applicate non solo alla comprensione dell'universo, ma anche al nostro percorso di crescita personale.

La fisica quantistica, con i suoi principi di incertezza, sovrapposizione e interconnessione, offre un nuovo modo di pensare a noi stessi e al nostro posto nell'universo. Questi concetti possono aiutarci a sviluppare una visione del mondo più aperta e meno limitata dalle convinzioni tradizionali.

Uno degli aspetti fondamentali della fisica quantistica è l'idea che la realtà è influenzata dalle nostre osservazioni e percezioni. Questo può essere tradotto nel contesto personale per suggerire che la nostra realtà è in parte plasmata dai nostri pensieri, credenze e atteggiamenti. Comprendendo questo, possiamo diventare più consapevoli di come le nostre convinzioni interne influenzino la nostra esperienza della vita e iniziare a lavorare su di esse per creare un'esistenza più positiva e soddisfacente.

Il principio di sovrapposizione, che afferma che le particelle possono esistere in più stati simultaneamente, può essere visto come una metafora per la nostra capacità di cambiare e adattarci. Questo ci incoraggia a riconoscere che non siamo fissati in una singola identità o percorso di vita, ma abbiamo il potere di esplorare diverse possibilità e di evolverci continuamente.

L'entanglement quantistico, che mostra come particelle separate possano influenzarsi a vicenda a distanza, può essere applicato alla nostra vita personale per esplorare come le nostre azioni influenzano gli altri e come siamo a nostra volta influenzati dalle persone e dagli ambienti che ci circondano. Questo ci aiuta a sviluppare un senso di responsabilità e di consapevolezza per il modo in cui interagiamo con il mondo.

La fisica quantistica ci insegna anche l'importanza dell'incertezza e di come possiamo imparare a convivere con essa. Invece di cercare sicurezza e prevedibilità in ogni aspetto della vita, possiamo abbracciare l'incertezza come una parte naturale dell'esistenza e trovare modi per essere resilienti e flessibili di fronte ai cambiamenti e alle sfide.

Per l'auto-sviluppo, i concetti quantistici possono ispirare pratiche come la visualizzazione, dove possiamo usare la nostra immaginazione per esplorare diverse potenzialità e risultati. Inoltre, possiamo applicare questi principi per stabilire obiettivi e perseguire i nostri sogni, riconoscendo che la nostra realtà è fluida e aperta a infinite possibilità.

La fisica quantistica ci fornisce strumenti potenti per la crescita personale e l'auto-sviluppo, aiutandoci a vedere oltre i limiti imposti dalle nostre convinzioni attuali e incoraggiandoci a esplorare il vasto campo delle potenzialità umane.

Nelle prossime pagine ci dedicheremo a comprendere come possiamo creare ambienti che riflettano e favoriscano i principi quantistici, completando così il quadro di come la fisica quantistica può essere integrata in tutti gli aspetti della nostra vita.

Approfondendo il tema di come integrare la fisica quantistica nel nostro stile di vita, esaminiamo la creazione di ambienti che riflettano e favoriscano i principi quantistici. Questa parte del nostro libro si dedica a esplorare come gli spazi fisici e psicologici in cui viviamo possano essere influenzati e modellati in base alle idee della fisica quantistica, con l'obiettivo di migliorare positivamente la nostra vita quotidiana.

Nel mondo della fisica quantistica, l'ambiente circostante può avere un impatto significativo sul comportamento delle particelle. Questo concetto può essere applicato anche agli spazi in cui viviamo e lavoriamo. Progettare questi ambienti con un occhio alla fluidità e all'interconnessione, in linea con i principi quantistici, significa creare spazi che sono versatili e che incoraggiano la creatività e la collaborazione. Si tratta di ambienti che non solo rispondono alle nostre necessità funzionali, ma che stimolano anche il pensiero e il benessere emotivo.

Incorporare elementi della natura e del design organico è un altro modo per riflettere la bellezza e la complessità del mondo naturale, così come rivelato dalla fisica quantistica. Utilizzare piante, acqua, luce naturale e materiali naturali può creare un'atmosfera che favorisce la calma e il collegamento con il mondo esterno, promuovendo un ambiente salutare e tranquillo.

Gli spazi che promuovono la mindfulness e la riflessione sono essenziali in un ambiente ispirato dalla fisica quantistica. Aree dedicate alla meditazione, alla lettura o semplicemente al silenzio e alla contemplazione possono diventare luoghi di rifugio per riflettere, ricaricarsi e connettersi con pensieri più profondi. Questi spazi sono essenziali per permetterci di distaccarci dalla frenesia quotidiana e immergerci in un ambiente più riflessivo.

L'integrazione della tecnologia e degli ambienti interattivi può ulteriormente arricchire questi spazi, riflettendo la meraviglia della scienza e della fisica quantistica. La tecnologia può trasformare un ambiente ordinario in uno che ispira e stimola la creatività, utilizzando elementi come illuminazione avanzata, suoni e realtà virtuale.

In linea con il principio quantistico dell'entanglement, che evidenzia l'interconnessione universale, possiamo progettare spazi che favoriscano la condivisione e il senso di comunità. Creare ambienti che incoraggino l'interazione, la collaborazione e la formazione di relazioni forti può avere un impatto positivo sia nella vita personale che professionale.

Progettare ambienti che riflettano i principi della fisica quantistica significa non solo soddisfare le nostre esigenze fisiche, ma anche nutrire la mente e lo spirito, incoraggiando una visione del mondo più aperta, connessa e riflessiva.

Di seguito ci concentreremo su come applicare un approccio quantistico alla risoluzione dei problemi e al raggiungimento degli obiettivi, esplorando come i principi della fisica quantistica possano aiutarci a superare le sfide quotidiane e realizzare le nostre aspirazioni.

Addentriamoci ora nell' approccio quantistico da adottare nella risoluzione dei problemi e nel raggiungimento degli obiettivi. Questa sezione tratta di applicare i concetti della fisica quantistica per affrontare sfide e perseguire aspirazioni, sia nella vita personale che professionale.

Nella fisica quantistica la natura di un sistema è definita solo quando viene osservata o misurata, introducendo un elemento di incertezza. Questa caratteristica può essere applicata al processo di risoluzione dei problemi, suggerendo che ci sono molteplici potenziali soluzioni a ogni problema fino a quando non ci impegniamo in un percorso specifico. Ciò ci invita a esplorare diverse possibilità, mantenendo un atteggiamento aperto a soluzioni creative e non convenzionali. Questo approccio ci aiuta a superare la tendenza a limitarci a risposte predefinite o a modelli di pensiero rigidi.

Applicando il principio di sovrapposizione, che permette agli oggetti quantistici di essere in più stati contemporaneamente, possiamo adottare un approccio flessibile nella pianificazione e nel definire i nostri obiettivi. Ciò significa tenere aperte diverse opzioni e piani contemporaneamente, permettendoci di adattarci e modificare i nostri piani in base alle circostanze che emergono. Il più volte citato entanglement quantistico, che rivela una connessione profonda tra particelle anche a grandi distanze, può essere utilizzato come una metafora per comprendere come i nostri obiettivi siano interconnessi con il contesto più ampio in cui viviamo.

Un altro aspetto importante da considerare è l'incertezza, un elemento chiave della fisica quantistica, che può essere integrato nel nostro approccio agli obiettivi e alla risoluzione dei problemi. Imparare ad accettare che non possiamo sempre prevedere o controllare i risultati ci aiuta a sviluppare resilienza e adattabilità. Possiamo così navigare nel mondo con una mente aperta, pronti ad accogliere e adattarci ai cambiamenti, piuttosto che resistere o temere l'inaspettato.

Le tecniche di visualizzazione quantistica possono anche essere impiegate nel definire i nostri obiettivi. Utilizzando la visualizzazione, possiamo immaginare con chiarezza i nostri obiettivi come se fossero già realtà, cementando i nostri intenti e focalizzando le nostre energie verso la loro realizzazione.

Adottare quindi un approccio quantistico nella risoluzione dei problemi e nel raggiungimento degli obiettivi ci incoraggia ad esplorare un mondo di possibilità, ad accettare l'incertezza e a stabilire una connessione più profonda con il nostro ambiente. Questo non solo migliora il nostro processo decisionale ma ci permette anche di affrontare la vita con una consapevolezza e creatività rinnovate.

Nel prossimo capitolo ci sposteremo a esaminare come i principi della fisica quantistica possano essere utilizzati per influenzare positivamente non solo la nostra vita personale ma anche la società nel suo complesso, cominciando dalla definizione di obiettivi e visioni per il futuro alla luce della meccanica quantistica. Questa sezione approfondirà come i principi quantistici possano essere applicati per migliorare la società e il mondo in cui viviamo.

CAPITOLO 12: Costruire un Futuro Migliore Utilizzando i Principi Quantistici

Nelle pagine precedenti abbiamo esplorato come i principi rivoluzionari della fisica quantistica possono essere applicati nella vita quotidiana, estendendo il loro impatto oltre i confini della scienza puramente teorica. Questo capitolo offre un percorso pratico per coloro che sono curiosi di vedere come le idee complesse della fisica quantistica possano essere tradotte in azioni concrete e abitudini quotidiane.

Abbiamo iniziato esaminando come i concetti quantistici possano ispirare le nostre routine quotidiane, portando a una maggiore flessibilità e apertura alle nuove esperienze. Successivamente, ci siamo immersi nelle tecniche di mindfulness e meditazione, esplorando come un approccio quantistico possa arricchire queste pratiche, portando a una maggiore consapevolezza e connessione con il mondo circostante.

Abbiamo visto i suggerimenti per l'auto-sviluppo e la crescita personale, evidenziando come i principi della fisica quantistica possano guidare il nostro percorso di auto-miglioramento e trasformazione personale. Inoltre, abbiamo discusso come possiamo creare ambienti che riflettano e incoraggino questi principi quantistici, creando spazi che non solo soddisfano le nostre esigenze fisiche ma che stimolano anche la nostra mente e spirito.

Abbiamo infine esplorato l'adozione di un approccio quantistico alla risoluzione dei problemi e al raggiungimento degli obiettivi, una strategia che incoraggia la creatività, la flessibilità e un profondo senso di interconnessione con il mondo intorno a noi.

Questo capitolo ha fornito una guida completa su come gli insegnamenti della fisica quantistica possono essere incorporati in ogni aspetto della vita quotidiana, offrendo nuovi modi per affrontare le sfide, per crescere e per vivere in modo più consapevole e connesso.

Ora sposteremo il focus su come possiamo applicare questi stessi principi per influenzare positivamente il futuro, sia a livello personale che collettivo. Esploreremo come la meccanica quantistica può guidare la definizione di obiettivi, l'adattabilità al cambiamento, il ruolo dell'intenzione e della focalizzazione nella creazione di un futuro desiderato, e come questi concetti possano contribuire a plasmare le tendenze future della società. Questo capitolo mira a mostrare come la fisica quantistica non sia solo una teoria astratta, ma uno strumento potente per guidare il cambiamento positivo e lasciare un'eredità duratura.

Iniziamo con il focalizzarci sulla definizione di obiettivi e sulla creazione di una visione futura alla luce della meccanica quantistica. Questa sezione del libro sottolinea come i concetti della fisica quantistica possano essere applicati non solo per comprendere il mondo fisico, ma anche per influenzare attivamente il nostro futuro.

La meccanica quantistica ci insegna che la realtà è intrinsecamente incerta e che le particelle esistono in uno stato di sovrapposizione fino a quando non vengono osservate. Questo concetto può essere traslato nella definizione degli obiettivi personali e professionali, suggerendo che il futuro non è predeterminato ma è piuttosto un campo di infinite possibilità. Invece di vedere gli obiettivi come punti fissi e immutabili, possiamo considerarli come una serie di potenzialità che possono essere modellate dalle nostre azioni e decisioni.

Questa prospettiva ci incoraggia a pensare in modo più flessibile e creativo riguardo al futuro. Possiamo immaginare diverse versioni del nostro futuro e sperimentare con vari scenari nella nostra mente prima di impegnarci in un percorso specifico. Questo approccio ci permette di esplorare diverse possibilità e di adattarci alle situazioni man mano che emergono.

La teoria quantistica ci mostra l'importanza dell'osservatore nel determinare lo stato di un sistema. Analogamente, il nostro focus e la nostra attenzione possono influenzare significativamente il modo in cui perseguiremo e raggiungeremo i nostri obiettivi. Se focalizziamo la nostra attenzione su risultati positivi e produttivi, possiamo aumentare la probabilità che tali risultati si manifestino nella realtà.

La meccanica quantistica insegna anche che tutto nell'universo è interconnesso. Questo principio può essere applicato nella definizione degli obiettivi, suggerendo che ogni obiettivo che perseguiremo ha il potenziale di influenzare non solo la nostra vita ma anche quella delle persone intorno a noi e dell'ambiente più ampio. Questa consapevolezza può guidarci verso la definizione di obiettivi che non sono solo benefici per noi stessi ma anche per la società e l'ambiente.

Adottando un approccio quantistico alla definizione degli obiettivi, possiamo accogliere il principio dell'incertezza e utilizzarlo a nostro vantaggio. Invece di temere l'imprevedibilità, possiamo abbracciare l'incertezza come una parte naturale del processo di crescita e sviluppo, rimanendo aperti alle nuove opportunità e pronti a modulare i nostri piani in base ai cambiamenti delle circostanze.

La meccanica quantistica offre quindi una cornice di riferimento unica e potente per la definizione di obiettivi e la creazione di una visione futura. Ci invita a vedere il futuro come un campo di possibilità illimitate, dove i nostri pensieri, azioni e intenzioni giocano un ruolo cruciale nel modellare la realtà che sperimentiamo.

Proseguendo ci dedicheremo a esplorare le strategie quantistiche per il miglioramento continuo e l'adattabilità al cambiamento, continuando il nostro viaggio verso la comprensione di come possiamo utilizzare i principi della fisica quantistica per influenzare positivamente la nostra vita e il mondo che ci circonda.

Parliamo ora delle strategie quantistiche per il miglioramento continuo e l'adattabilità al cambiamento. Questa parte del nostro libro esplora come i principi della fisica quantistica possano essere applicati per sviluppare una mentalità orientata al progresso e alla flessibilità, essenziale per navigare in un mondo in rapida evoluzione.

La fisica quantistica ci ha insegnato che il mondo a livello microscopico è in uno stato costante di flusso e cambiamento. Questa comprensione può essere trasferita nella nostra vita quotidiana, suggerendo che dovremmo essere preparati a un cambiamento continuo e imprevedibile. Invece di cercare stabilità e sicurezza assolute, possiamo adottare un approccio più fluido e dinamico alla vita, accogliendo il cambiamento come una costante e una opportunità per la crescita.

Nel contesto del miglioramento personale e professionale, questo significa sviluppare la capacità di adattarsi rapidamente a nuove informazioni, situazioni e sfide. Possiamo imparare ad essere come le particelle quantistiche, esistenti in uno stato di sovrapposizione, aperti a diverse possibilità e percorsi. Questa mentalità può aiutarci a rimanere agili e reattivi, pronti a sfruttare nuove opportunità non appena si presentano.

La meccanica quantistica, inoltre, evidenzia l'importanza delle probabilità e delle possibilità. Questo approccio può essere applicato al miglioramento continuo, dove invece di concentrarsi su un unico percorso o soluzione, esploriamo una gamma di opzioni e siamo pronti a sperimentare e ad adattare le nostre strategie in base ai risultati. Possiamo adottare un approccio sperimentale alla vita, testando diverse idee e approcci, e imparando costantemente dai risultati.

Un altro aspetto fondamentale di questa strategia è l'accettazione dell'incertezza. In fisica quantistica, l'incertezza è un principio fondamentale, e imparare a convivere con essa può aiutarci a gestire meglio lo stress e l'ansia legati al cambiamento. Invece di temere l'ignoto, possiamo abbracciarlo come una parte naturale del processo di esplorazione e scoperta.

L'approccio quantistico al cambiamento enfatizza l'importanza dell'interconnessione e della collaborazione. Così come le particelle quantistiche sono interconnesse, anche noi siamo connessi con gli altri e con il nostro ambiente. Questa consapevolezza può guidarci verso un lavoro di squadra più collaborativo e un approccio alla vita che considera l'impatto delle nostre azioni sugli altri e sull'ambiente.

L'applicazione di principi quantistici all'adattabilità e al miglioramento continuo ci incoraggia a vedere la vita come un laboratorio, un luogo dove sperimentare, imparare e crescere. Questa prospettiva ci permette di vedere ogni sfida come un'opportunità per sperimentare e imparare qualcosa di nuovo, potenziando la nostra capacità di adattamento e innovazione.

Proseguendo ci sposteremo a esplorare il ruolo dell'intenzione e della focalizzazione nella creazione di un futuro desiderato. Questa sezione esaminerà come l'attenzione consapevole e la chiarezza dell'intento, principi fondamentali nella fisica quantistica, siano essenziali nel plasmare non solo la nostra realtà personale, ma anche nel contribuire a formare il mondo in cui viviamo.

Veniamo alla creazione di un futuro desiderato. Questa sezione del libro esplora come i concetti della fisica quantistica possano essere applicati per dare forma attivamente al nostro futuro, sottolineando l'importanza di un approccio consapevole e intenzionale alla vita.

Nella fisica quantistica l'osservatore gioca un ruolo chiave: la mera osservazione di un fenomeno può influenzarne l'esito. Questo principio può essere esteso alla nostra vita quotidiana, dove le nostre intenzioni e il nostro focus possono avere un impatto significativo sui nostri obiettivi e aspirazioni. Quando ci concentriamo intensamente su un obiettivo specifico, canalizziamo energia e risorse verso quell'obiettivo, aumentando così le probabilità che si realizzi.

L'importanza dell'intenzione e della focalizzazione non può essere sottovalutata. Impostare intenzioni chiare ci aiuta a definire con precisione ciò che vogliamo raggiungere, permettendoci di muoverci con maggiore scopo e direzione. Questo processo di focalizzazione consapevole non è solo una questione di pensiero positivo; piuttosto, si tratta di creare una visione chiara e dettagliata dei nostri obiettivi e poi di agire in modo coerente con quella visione.

Applicare un approccio quantistico alla focalizzazione e all'intenzione significa anche essere aperti alle possibilità e pronti a ricevere ciò che l'universo ha da offrire. Invece di attaccarci rigidamente a un esito specifico, possiamo mantenere un certo grado di flessibilità, consentendo agli eventi di svolgersi e adattandoci di conseguenza. Questo approccio flessibile ci consente di rimanere aperti a opportunità inaspettate e percorsi alternativi che possono emergere lungo il cammino.

L'intenzione e la focalizzazione possono essere potenziate attraverso la pratica della visualizzazione. Visualizzare se stessi raggiungere un obiettivo o vivere una situazione desiderata può essere un potente catalizzatore per trasformare quelle immagini in realtà. Questa tecnica, radicata nelle scoperte della fisica quantistica, può aiutare a consolidare la nostra intenzione e a focalizzare la nostra energia in modo produttivo.

La fisica quantistica ci insegna anche che ogni particella e ogni azione sono interconnesse in modi che spesso non comprendiamo completamente. Pertanto, quando definiamo le nostre intenzioni e ci concentriamo sui nostri obiettivi, dobbiamo anche considerare l'impatto delle nostre azioni sugli altri e sull'ambiente più ampio. Questo richiede una visione olistica e responsabile del processo di definizione degli obiettivi.

Intenzione e focalizzazione. Questo è ciò che serve, intenzione e focalizzazione ispirate ai principi della fisica quantistica, saranno elementi essenziali nella creazione del futuro che desideriamo. Questo approccio ci invita a essere consapevoli, deliberati e aperti nelle nostre azioni, permettendoci di plasmare attivamente la nostra realtà.

Il prossimo argomento esaminerà il potenziale della fisica quantistica per influenzare le tendenze future della società. Esploreremo come i principi quantistici possano essere applicati per affrontare le sfide globali e contribuire a modellare un futuro più sostenibile e integrato per tutti.

Parliamo adesso di come le implicazioni della fisica quantistica e i suoi principi possano essere utilizzati per plasmare non solo il nostro futuro personale ma anche quello della società in generale.

La fisica quantistica con la sua visione non lineare e interconnessa della realtà, offre un nuovo paradigma per affrontare le sfide globali. In un mondo sempre più complesso e interdipendente, gli approcci tradizionali al problem solving e alla politica possono risultare insufficienti. La fisica quantistica ci invita a pensare in modi più olistici, a considerare le connessioni e le interdipendenze tra diverse parti di un sistema.

Uno degli aspetti chiave di questa prospettiva è la nozione di non-località, l'idea che gli eventi in un luogo possano influenzare istantaneamente eventi in un altro luogo, indipendentemente dalla distanza. Questo concetto può essere applicato per comprendere meglio fenomeni globali come il cambiamento climatico, la diffusione di malattie e le dinamiche economiche. Ciò suggerisce che le soluzioni a questi problemi richiedano una cooperazione e un'azione concertata a livello globale, piuttosto che isolati tentativi locali.

La fisica quantistica ci insegna che la realtà è in fondo un insieme di possibilità fino a quando non viene osservata o misurata. Questo principio può essere traslato nella sfera sociale, suggerendo che il futuro della società non è predefinito ma è piuttosto un campo di potenziali che aspettano di essere realizzati. Ciò implica che attraverso azioni collettive intenzionali e una visione condivisa, possiamo effettivamente plasmare il futuro della società.

La fisica quantistica sottolinea anche l'importanza dell'osservatore e di come la percezione influenzi la realtà. In un contesto sociale, ciò mette in luce il potere dei media, dell'educazione e della comunicazione nel modellare le percezioni pubbliche e, di conseguenza, la realtà sociale. Promuovendo una comunicazione più consapevole e un'educazione che enfatizza il pensiero critico e la consapevolezza globale, possiamo influenzare positivamente la direzione della società.

Un altro aspetto decisamente rilevante è il ruolo dell'incertezza e della probabilità. Nella fisica quantistica, l'incertezza è inevitabile e fondamentale. Analogamente, nella società, dobbiamo imparare a gestire l'incertezza e ad adattarci rapidamente a scenari in continua evoluzione. Ciò richiede flessibilità nelle politiche, nell'economia e nella gestione delle risorse, permettendo una più rapida risposta ai cambiamenti e alle emergenze globali.

La fisica quantistica ci insegna che ogni azione ha un impatto, indipendentemente dalla sua dimensione. Questo principio può ispirare un senso di responsabilità individuale e collettiva per le azioni e le decisioni, incoraggiando ognuno di noi a contribuire attivamente al benessere della società. Non solo rivoluziona il nostro modo di comprendere l'universo ma offre anche strumenti preziosi per affrontare le sfide della società moderna. Attraverso un approccio che valorizza l'interconnessione, la flessibilità, la responsabilità collettiva e l'apertura alle possibilità, possiamo contribuire a modellare un futuro più sostenibile e armonioso per tutti.

Ci concentreremo ora su come lasciare un'eredità positiva, esplorando gli impatti a lungo termine dell'adozione di un approccio quantistico nella vita, e come questo possa influenzare positivamente non solo le nostre vite personali ma anche il tessuto stesso della società in cui viviamo.

Parliamo adesso della profonda e duratura influenza che l'adozione di un approccio quantistico alla vita può avere non solo su di noi come individui, ma anche sulla società nel suo complesso. Lasciare un'eredità positiva attraverso un modo di vivere ispirato dalla fisica quantistica è molto più che una semplice aspirazione; è una trasformazione potente che può risonare attraverso le generazioni.

Adottare un approccio quantistico significa abbracciare pienamente l'interconnessione di tutte le cose. Questa consapevolezza ci spinge a considerare come le nostre azioni influenzino non solo noi stessi, ma anche il mondo più ampio che ci circonda. Ci rende più attenti e intenzionali nelle nostre decisioni, spingendoci verso scelte che sono sostenibili, etiche e compassionevoli. In un mondo sempre più interconnesso, questo tipo di consapevolezza può contribuire significativamente a creare un futuro più equo e armonioso.

La fisica quantistica ci insegna anche a convivere con l'incertezza, un principio che può essere estremamente liberatorio. Invece di temere l'ignoto, impariamo ad abbracciarlo, trovando opportunità inaspettate e soluzioni creative ai problemi. Questo tipo di flessibilità e resilienza è fondamentale per affrontare le sfide di un mondo in rapido cambiamento e può essere un insegnamento prezioso per le generazioni future.

Promuovere un pensiero innovativo e non lineare è un'altra chiave per lasciare un'impronta duratura. Questo approccio ci incoraggia a sfidare lo status quo, a esplorare nuove possibilità e a trovare soluzioni uniche ai problemi complessi. Fornire gli strumenti per pensare in modi non convenzionali può ispirare innovazioni rivoluzionarie, che hanno il potere di trasformare interi settori e società.

Educare gli altri sui principi della fisica quantistica e il loro impatto sulla vita quotidiana e sociale è un modo per contribuire a tramandare un'eredità duratura. Questa condivisione di conoscenza può ispirare un pensiero più profondo e una maggiore consapevolezza, influenzando positivamente il modo in cui le persone interagiscono con il mondo e tra di loro.

In conclusione, adottare un approccio quantistico alla vita non è solo una scelta personale; è un contributo alla collettività. Attraverso questo approccio, possiamo influenzare positivamente il mondo, lasciando un'eredità di pensiero, di consapevolezza e di cambiamento positivo. Questo può plasmare una società più consapevole, adattabile e innovativa, lasciando un'impronta che beneficia non solo la nostra generazione, ma anche quelle future.

CONCLUSIONI
&
RINGRAZIAMENTI

E' giunto il momento di prenderci un attimo per riflettere sul viaggio che abbiamo intrapreso insieme, riepilogando i concetti chiave e contemplando il percorso di apprendimento e le sue implicazioni. È stato un viaggio che ha esplorato le profondità della fisica quantistica e della legge dell'attrazione, integrando questi concetti nella vita quotidiana per un'esistenza più ricca e consapevole.

Abbiamo iniziato esplorando le origini e lo sviluppo della fisica quantistica, passando attraverso i suoi principi fondamentali e le interpretazioni filosofiche. Abbiamo poi esaminato la legge dell'attrazione, cercando di capire come quest'ultima possa essere vista attraverso la lente della fisica quantistica. Questa esplorazione ci ha portato a riflettere su come questi concetti si intrecciano nella nostra vita di tutti i giorni, offrendoci nuove prospettive su come percepiamo e interagiamo con il mondo.

La comprensione della fisica quantistica e della legge dell'attrazione arricchisce notevolmente la nostra percezione della realtà. Non si tratta solo di concetti astratti, ma di strumenti che possono guidarci verso un cambiamento positivo nella nostra vita personale e professionale. Questa conoscenza ci invita a riflettere profondamente sul nostro posto nell'universo e sulle nostre interazioni con esso.

Invito voi lettori a proseguire la vostra esplorazione e il vostro apprendimento. Questo libro è solo il principio di un viaggio che si estende ben oltre le sue pagine. Vi incoraggio a immergervi ulteriormente in questi argomenti, forse attraverso letture aggiuntive, esercizi pratici o partecipando a comunità di discussione che condividono gli stessi interessi.

Le implicazioni della fisica quantistica e della legge dell'attrazione sono enormi, non solo a livello individuale, ma anche e soprattutto a livello collettivo. Questi concetti ci spingono a considerare come possiamo contribuire alla creazione di un futuro più consapevole e armonioso, non solo per noi stessi, ma per l'intera società.

Desidero esprimere la mia gratitudine a tutte le persone che mi hanno ispirato e accompagnato nel mio percorso di vita e formazione. Questo viaggio non è stato solo un percorso di studio, ma anche di applicazione pratica e di conseguimento di obiettivi successivi, creando un circolo virtuoso di apprendimento, pratica e realizzazione.

Concludo questo libro con un messaggio di motivazione e ispirazione. Ogni lettore ha il potere di influenzare la propria vita e, in qualche misura, il mondo circostante, applicando i principi appresi. Vi incoraggio a prendere ciò che avete scoperto in queste pagine e a usarlo per vedere voi stessi e il mondo in una nuova luce. Ricordate che la fisica quantistica e la legge dell'attrazione non sono solo teorie da contemplare, ma realtà viventi da esplorare e applicare. Vi auguro un viaggio continuo di scoperta, arricchimento e infinite possibilità.

Se pensi che questo libro ti abbia dato qualche spunto utile, ti sia piaciuto, ti abbia aiutato e dato valore, ti chiedo di dedicare pochi secondi a lasciare una breve recensione

su Amazon!

Questo aiuterà altri lettori ad arricchire il proprio bagaglio di conoscenze!

Grazie,

Matteo Ventura